「母親が必要としている支援」を成し遂げるための
助産ケア技術

―産褥早期の授乳場面における助産師と
母親との相互行為に関する分析から―

WACHI Shigemi
和智 志げみ

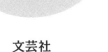

はしがき

　助産師のケア技術は、しばしば「寄り添うケア」と表現されることが多い。しかし、専門職である以上、どのような行為等が「寄り添うケア」なのか説明できる助産師でありたいと思ったことが研究のきっかけである。

　本研究は助産師と母親との相互行為を社会学研究の手法であるエスノメソドロジー的相互行為分析を用いている。さらに助産師のインタビューの分析を加えることで、これまで表現が難しかった「寄り添うケア」の一部を明記することを試みた。

　近年、産後うつの発症や乳幼児虐待等、母子を取り巻く環境には課題が山積している。助産師は「Mid-wife」と表現され、女性の傍らに存在する専門職である。このような時代であるからこそ、助産師一人ひとりの力が試されていると思う。

　本研究が助産師のケア技術の向上に少しでも役立つことができれば幸いである。

　本研究は多くの方々のご協力や励ましによってまとめることができた。何よりもまず、研究に快く参加して頂きましたお母さま方と助産師の皆様に心より御礼申し上げる。北里大学大学院看護学研究科の諸先生方には、ご指導のみならず日々温かい励ましを頂いた。特に小山幸代先生、戸田肇先生には、私の研究に深い理解と興味を示してくださりとても心強かった。そして指導教授として辛抱強く、導いて頂きました島袋香子教授に熱く御礼申し上げる。さらにいつも見守り励ましてくださった生涯発達看護学の研究室の同僚の皆様、院生の皆様、友人の方々、本当にありがとうございました。また、この研究にご支援・ご協力頂きました三重県立看護大学の永見

桂子教授、浦野茂教授に深く感謝の意を表する。さらにこの研究は山本助産院の山本詩子院長ならびに横須賀マタニティクリニックの鈴木猛院長、平本正美看護師長の協力なしには成し得なかった。深く御礼申し上げたい。

　本研究は北里大学大学院看護学研究科の博士後期課程の学位論文として提出したものに加筆修正を加えたものである。
　本研究はJSPS科研費課題番号18K10484の助成を受けて行った研究の一部であり、本論文内容に関連する利益相反事項はない。
　本研究の一部を第34回日本助産学会学術集会において発表した。

目次

はしがき　3

第1章　研究の背景 ───── 11
 Ⅰ．産褥早期の特徴　12
 Ⅱ．産褥早期の母親の傾向　12
 Ⅲ．助産ケア技術　13

第2章　文献検討 ───── 15
 Ⅰ．産褥早期の母親が必要としている支援　16
 Ⅱ．産褥早期の母親のケア体験　17
 Ⅲ．母親が必要としている支援を成し遂げるための
  助産ケア技術　19
 Ⅳ．実証的研究手法　21

第3章　研究目的と意義 ───── 23
 Ⅰ．研究目的　25
 Ⅱ．研究の意義　25

第4章　操作的用語の定義 ───── 27
 Ⅰ．母親が必要としている支援　28
 Ⅱ．助産ケア技術　28
 Ⅲ．相互行為　28
 Ⅳ．産褥早期　28

第5章　研究の方法 ───── 31
 Ⅰ．研究デザイン　32

Ⅱ．研究対象　32
　Ⅲ．研究対象者の選定基準　33
　　1．選定基準　33
　　2．除外基準　34
　Ⅳ．募集方法　35
　Ⅴ．収集するデータ　35
　Ⅵ．データ収集期間　36
　Ⅶ．データ収集方法　36
　　1．観察方法　36
　　2．助産師へのインタビュー内容と方法　37
　Ⅷ．倫理的配慮　38
　　1．インフォームド・コンセントを得る手続き　38
　　2．個人情報等の取り扱い　42
　　3．研究対象者に生じる負担ならびに予測されるリスク及び利益、これらの総合的評価ならびに当該負担及びリスクを最小化する対策　42
　　4．情報の保管方法及び破棄方法　45
　Ⅸ．分析方法　46
　　1．相互行為に関する分析　46
　　2．分析の手続き　47
　　3．分析結果の妥当性の確保　49
　　4．断片の書き起こし（トランスクリプト）に用いる記号　50

第6章　結果 ──────────────── 55
　Ⅰ．事例1　57
　　1．対象者の背景　57
　　2．分析場面　57
　　3．前提と分析の焦点　57

4．観察データ　58
　　5．インタビューデータ（助産師の行為の意図）　61
　　6．場面分析　64
Ⅱ．事例2　70
　　1．対象者の背景　70
　　2．分析場面　70
　　3．前提と分析の焦点　70
　　4．観察データ　71
　　5．インタビューデータ（助産師の行為の意図）　74
　　6．場面分析　76
Ⅲ．事例3　79
　　1．対象者の背景　79
　　2．分析場面　79
　　3．前提と分析の焦点　79
　　4．観察データ　80
　　5．インタビューデータ（助産師の行為の意図）　83
　　6．場面分析　85
Ⅳ．事例5　87
　　1．対象者の背景　87
　　2．分析場面　87
　　3．前提と分析の焦点　87
　　4．観察データ　88
　　5．インタビューデータ（助産師の行為の意図）　93
　　6．場面分析　95
Ⅴ．事例6　98
　　1．対象者の背景　98
　　2．分析場面　98
　　3．前提と分析の焦点　98

    4．観察データ　99
    5．インタビューデータ（助産師の行為の意図）　101
    6．場面分析　103
  Ⅵ．事例9　106
    1．対象者の背景　106
    2．分析場面　106
    3．前提と分析の焦点　106
    4．観察データ　107
    5．インタビューデータ（助産師の行為の意図）　109
    6．場面分析　113
  Ⅶ．分析結果の概観（156ページ〜の資料2を参照）　116

第7章　考察 ──────────────── 117
  Ⅰ．「母親が必要としている支援」を成し遂げるための助産ケア技術　118
    1．「母親と新生児の対象像を捉えて、支援の方向性を決める」
      「母親と関わりながら対象像を変化させ、具体的な支援方法は相互の関わりの中で決める」　118
    2．「否定的な表現を用いず、肯定的な表現や婉曲的な表現で授乳手技の評価や助言を伝え、母親との関係性を構築し、母親を傷つけない配慮をする」
      「沈黙をつくり、低い体勢や距離を取ることにより、母親の発言や質問を引き出す」　119
    3．「授乳方法に関しては、母親の身体感覚に基づいた方法で教示する」
      「支援の評価は、支援の目標に照らして母親と新生児の状態や状況から判断する」　121
    4．「母親の身体的な苦痛や思いをその表情や身体動作から察し

て代弁、身体接触しながら、苦痛や思いを共感する」 122
          「母親の意向に沿った支援を提供する」
          「支援の目標は、母親自身が自信を持ち、成長できることで
           あると設定する」 122
   Ⅱ．エスノメソドロジー的相互行為分析を手法として
       用いる意義 125

第8章　結論 ———————————————— 127

第9章　研究の限界と課題 ———————————— 131

あとがき　135
文　献　137
資　料　147

第 1 章　研究の背景

Ⅰ. 産褥早期の特徴

　産褥とは、「妊娠分娩に伴う母体の生理的変化が非妊時の状態に復するまでの状態。」[1]であり、一般的には分娩から1週間を産褥早期と称している。この時期は、増大した子宮が妊娠前に回復すると共に、内分泌の変化により乳汁産生が開始するなど身体的変化が著しい。さらに家庭環境・生活パターン・社会環境など母親を取りまくあらゆる状況が変化[2]し、心理・社会的にもストレスのかかりやすい時期[3]である。一方、育児をとおして母親としての意識を発展させ、母親役割を獲得していく重要な時期である[4]。産褥早期の母親の看護目標は、退院までに新生児への授乳を含めた育児技術を習得することであり、母乳栄養の確立や母子関係確立を目指して、出産直後から母児同室での育児が開始され、新生児は24時間に8回程度の授乳が必要になるため、母親の生活の大半は授乳に費やされている。授乳は新生児の様相が毎回異なり、はじめての母親にとっては苦労を伴う体験である。近年、産後のうつ病や新生児への虐待など、産褥期におけるメンタルヘルスの問題は深刻化[5)6]しており、産褥早期の母親の育児への心配や困惑とうつ症状の関連性[7]も報告されていることから、産褥早期の主な育児行動である授乳場面における支援のあり方を検討することは、重要な課題である。

Ⅱ. 産褥早期の母親の傾向

　産褥早期の母親についてKlaus[8]は、「新しく母親となった者は子どもの世話に追われ、自分のニーズや感情を認識し、自分から進んで援助を求めることが難しい状況にあり、自分が疲れているとい

う知覚や混乱しているという感情を認識することが困難な状態にあること。」を指摘している。産褥早期の母親を対象とした調査において、母親の訴えとして「聞きたいことや言いたいことがあってもなかなか言えないと思った」という報告[9]や母児同室中の不安要素の一つとして「看護者を呼ぶためらい」があったという報告[10]から、母親は支援を必要としていても、自ら支援を求めにくいということを示しており、Klausの報告を支持している。

氏家[11]は母親になるプロセスの説明において、親としての『望ましさ』は過去の体験や知識から生まれており、その『望ましさ』とのズレを否定的に感じると、『不適切なふるまい』をみせることを報告している。

これらの報告から、産褥早期の母親において、表現する言葉や行動だけで「母親が必要としている支援」を成し遂げることは、難しいことが推察される。

Ⅲ．助産ケア技術

助産（Midwife）の語源は「with women」であり、母親と共にいる存在である。助産とは、「母親には自ら産む能力が備わっていることを前提に、母親は助産師とのやり取りの中で自分の力を発見していくプロセスであり、人間の力を薬や技術でコントロールする医療とは大きく異なる。」[12]とされている。また、助産師には「母親を中心にして（centered women）個々のニーズを満たすことが求められており、母親の個々のニーズを敏感に捉え、母親と良い人間関係を構築する能力が必要である。」[13]とされている。

Bryar[14]は助産ケアの特徴を「愛を持って忍耐強く視診、親切で詳細に触診、時間をかけて注意深く話を聞き、嗅覚を使って診察す

ること、共感性や開放性、感覚の鋭いこと。」と述べている。さらにKitzinger[15]は、「助産師は母親を管理したり、指示したりすることはせず、危険を避けるために決定的な行動をとる必要がある希な機会以外は、リードするよりも寄り添う。」と述べ、助産師の役割を相互の尊重、温かさと寛大さをもって女性に関わる専門職として説明している。

 さらにWiedenbach[16]は、「技術とは、対象が要求したり、欲したりするものを与えようとする行為を伴うひとつひとつのプロセスであり、個別性を持つ行為であり、対象との1対1の関係の中で行われるもの。」と述べている。

 以上のことから助産ケアとは、母親とのやり取りを通して、人間関係を構築しながら、「母親が必要としている支援」を敏感に捉えて、支援を提供するためのプロセスであり、母親と助産師の1対1の関係の中で行われるものと考える。

第 2 章　文献検討

Ⅰ. 産褥早期の母親が必要としている支援

戸田[17]は、1280名の母親を対象とした全国規模のアンケート調査の結果を報告している。「助産師からの実践的な支援」「母親の経験と感情の受容と支援」という内容である。授乳に関しては、適切で具体的な助言、一貫した支援の姿勢、丁寧な1対1の対応等の支援を望み、「母親の経験と感情の受容と支援」に関する意見は、希望、不安などの感情の表出ができることや気持ちや身体が楽（無理がない）であること、親身で適切な助言・説明と励まし、臨機応変で自由な支援を望んでいるという結果であった。

嶋澤ら[18]は助産ケアに対する希望を母親110名に質問紙調査を実施している。その結果、産後のケアに関しては、「乳房マッサージ」「授乳方法」の希望が多かったと報告しており、主に授乳に関する支援を必要としているという結果であったが、具体的にどのような支援を望んでいるのかについては明らかにされていない。

Mantha[19]は、596名の母親のうち自信尺度を用いて、自信の低い群と高い群の74名の母親を対象として、産褥早期の支援の必要性についてインタビューを実施した。その結果、自信が低い群の母親は【支援の不足と学習ニードに合わない】、自信が高い群の母親は【さらなる個別的なケアのニーズと支援不足】と【授乳時の助産師からのプレッシャー】を表現した。これは、自信が高くても低くても、ニーズにあった個別的なケアが必要であることを示している。さらに、高自信群の母親が助産師からのプレッシャーを表現したという結果は、助産師の関わりが適切でなかったことを示している。

Razurel[20]は、60名の初産婦を対象に産褥早期におけるストレスな出来事についてインタビューを実施した。その結果、最もストレスであると知覚された事象には、【助産師との関係性】が含まれ、

母親は自分が直面している困難な状況を軽視されたり、矛盾した支援を受けたときにストレスを知覚していたと報告している。この結果は、助産師の支援内容と母親が必要とする支援が一致しなかったことを示している。

　Slomian[21]は、産褥期の母親が必要としている支援について、22名で構成された4つのフォーカスグループインタビューの結果を質的に分析し、「情報」「心理的支援」「体験の共有」「技術的・物質的支援」の4つのニーズがあったと報告している。情報や技術の提供に加え、心理的社会的支援のニーズを持っていることが示された。

　以上の報告から産褥早期の母親は、個々のニーズに合った個別的なケアを必要としていることが示唆された。

Ⅱ．産褥早期の母親のケア体験

　先行研究においてRudman[22]は、150名の母親を対象に産褥早期のケア体験に関するコメントを分析し、特徴的なコメントとして「（ある母親は）助けが欲しかったが、『自分ができるということ』を見せたかったし、助産師を不必要に悩ませたくなかったので支援を求めなかった。」という結果を報告している。Rubin[23]は、「母親は他者に支援を要求したり、言葉で支援を願う行為に対して、母親としての品位を落としたり、恥ずかしいことだと思っている。」と述べており、Rubinの報告はRudmanの主張を支持している。また、Beake[24]は、20名の母親を対象として、妊娠・分娩・産褥の経過と関連した産褥期ケアの体験について、インタビュー調査を行い、質的に分析している。その結果、母親は「助けてほしいが、助けが必要か助産師に尋ねられるほど自信を喪失すること、逆に尋ねられないと無視されていると感じていた。」とし、助産師から問題がない

と査定された母親においても「1人にされることが多かったが、自分の身体の変化や新生児のケアに関することで多くの助けが必要だった。」ことを報告している。

　これらの報告は、助産師は、産褥早期の母親に必要なケアを提供しているつもりでいたが、母親の中にはニーズにあったケアを受けていないと、感じていた母親がいたことを示している。

　一方Beake[24]は、産褥早期の母親のケア体験として「助産師は授乳に問題がないか（自分を）見守ることから始めたことに感謝する。すぐに実践可能な助言を与えてくれた。」と報告しており、助産師が母親を見守り、母親が必要としている支援にあったケアを提供している姿が示されたと報告している。さらに、Tricas[25]のフォーカスグループインタビューを用いた産褥早期のケアに関する報告でも、母親は「助産師はいつも自分の側にいて、まるで自宅にいるようだった。」と助産師のケアを評価したとしている。2つの報告とも具体的な助産ケア技術には言及していないが、助産師は「母親が必要としている支援」を成し遂げるための助産ケア技術を実践していることが推察される。

　先行研究を概観した結果、産褥早期の母親は、自分からは語らないがニーズを持ち、助産師からの支援が必要であった者の存在が示された。しかし、一方で助産師から必要な支援を受けている母親の存在も示唆され、Benner[26]の言う熟達者が「母親が必要としている支援」を成し遂げるための助産ケア技術を実践していると考える。そこで、熟達者のケア技術に関する研究を検討した。

Ⅲ. 母親が必要としている支援を成し遂げるための助産ケア技術

　助産ケア技術に関する研究はSchmied[27]が、31名の助産師を対象にインタビュー調査を実施している。その結果、産褥早期の助産ケアの重要な要素として「母親との関係性の構築」「個々のニードを満たす」ことを提示している。Rayner[28)29]も同様の報告をしており、助産ケアの重要性を述べているが、ケア技術の実際については言及していない。

　本邦においては、「必要としている支援」を成し遂げる助産ケア技術に関する研究として、看護学の分野において櫻井[30]、相楽[31]が看護実践場面における看護師行動に焦点をあてた参加観察調査を試みている。さらに服部[32]が、問題解決場面における看護師―クライエント間の相互行為の分析を行い「問題解決手段の実施」「問題解決手段の確認」等、相互行為の構成要素を抽出している。看護師が「問題解決手段の確認」という目的に向けて、クライエントとどのように関わっているのかという実際には言及していない。

　助産学の領域においては、石井[33]が、入院中の母親4名を対象に、授乳場面における助産師と母親との相互作用について参加観察法を用いて調査し、効果的な相互作用には母親の思いと助産師の意図が釣り合うことの必要性を確認している。また、村井[34]は、産褥1日の母親5名を対象に、授乳場面における母親と看護師間のコミュニケーションについて参加観察法を用いて調査し、母親と看護師それぞれの発話時の行動と使用したコミュニケーション手段の特徴を明らかにしている。しかし、双方の研究とも母親が必要としている支援を成し遂げるための助産ケア技術の実際には言及していない。

　以上のことから先行研究においては、看護師の行為の構成要素の抽出にとどまっており、母親が必要としている支援を成し遂げる助

産ケア技術の実際については明らかにされていない。産褥早期の母親へ質の高いケアを提供するためには、母親が必要としている支援を成し遂げる助産ケア技術の検討が必要である。看護ケアにおいて、その判断や行動を明瞭に表現することは、難しいということが知られている[35]。しかし、Benner[26]は、「熟達者が実践するいくつもの事例を比較したり、集団全体を対象に観察することで、優れた看護実践を記述できる。」と述べており、明示された看護実践を共有することは、看護ケアの質の向上につながると思われる。

母親が必要としている支援を成し遂げるための助産ケア技術に関しては、実際に助産師と母親との相互行為が上手く機能し、ケアが実施されている事例を実証的に明らかにし、そのケアの構成を分析することが必要だと思われた。そこで、実証的研究手法を用いた研究手法に関する文献を検討した。

Ⅳ. 実証的研究手法

　RIAS（Rotes Interactive Analysis System）:「医療コミュニケーション」の実証的研究手法としてRoter[36]の分析システム（RIAS）が広く用いられている[37)38)39]。この分析手法は、医療コミュニケーション場面で交わされる発話を、情報交換的機能や社会情緒的機能などのカテゴリーに分類し、それらの量的表現によって対象となるコミュニケーションの特徴を把握するものである。しかし、この手法はコミュニケーションを「発話」に分断し数量化するため、それぞれの発話がそれぞれの相互行為のつながりの中で担っている意味を考慮することができない。この結果、分析結果が対象となるコミュニケーションのつながりにとって適切ではないという問題が指摘されている[40]。

　エスノメソドロジー的相互行為分析は、Garfinkel[41]によって、提唱された研究方法である。社会の「人々」がどのような「方法」を使って日常生活を作り上げているかという、人々の組織だった活動に注目し、社会で起きている現象を記述することにより「よくわかるもの」にすることを目的としている。さらに、Sacks[42]が通常の日常生活における話や語りを研究のトピックとして取り上げ、それらが人々の方法によっていかに達成されるのかを明らかにする手法を会話分析として導入した。この両者による相互行為に関する分析の知見から、複雑な日常生活の仕組みと実践を成立させる「人々の方法」を相互行為のレベルから引き出すことを可能にしている。

　研究者は、これまでに、この手法を用いて母親の疲労表出を促す熟練助産師と母親との相互行為[43]と授乳指導場面を組み立てている相互行為[44]を明らかにしてきた。

　西阪[45)46]は、日常会話から医療コミュニケーションまで多様な実

践領域における相互行為について解明を試みている。福島県における足湯ボランティアと被災者との会話分析（実際には、足湯およびハンドマッサージ活動の相互行為分析）から、「共感の技法」について報告している。ボランティアたちは利用者の厳しい体験ニーズにどのように反応したらよいかという困難を漏らしていたが、相互行為に関する分析から、かれらが実際にいくつかの手続き（事を行う際の順序・段階）を取る中で、主に「共感の技法」を言葉によって表現している結果が導き出された。これにより、今後同じような状況において「共感の技法」を1つの選択肢として用いることを可能にしている。この結果から、相互行為に関する分析を用いることで、産褥早期の授乳場面において「母親が必要としている支援」を成し遂げるための助産ケア技術を明文化できると考えた。

第 3 章　研究目的と意義

第3章 研究目的と意義

Ⅰ．研究目的

　産褥早期の授乳場面において「母親が必要としている支援」を成し遂げるための助産ケア技術の特徴を実証的に明らかにすることを目的とした。

Ⅱ．研究の意義

　本研究の特徴は、実際に行われている助産ケア技術を実証的に分析し、言語化することを試みている点にある。また、産褥早期の授乳場面における助産ケア技術を明らかにすることにより、出産直後からの母子ケアの質の向上や助産師の実践能力の向上に寄与できると考える。

第4章　操作的用語の定義

Ⅰ．母親が必要としている支援

　産褥早期の授乳場面で助産師によって引き出される、母親自身が必要性を認識していない、望んでいても求めることが難しい支援。

Ⅱ．助産ケア技術

　母親との相互行為を通して、人間関係を構築しながら、「母親が必要としている支援」を敏感に捉えて、支援を提供するためのプロセスであり、母親と助産師の1対1の関係の中で行われるもの。

Ⅲ．相互行為

　ケアの受け手とケアの提供者との間のやりとりであり、会話（音声の重なり、音声の密着、沈黙・間合い、声の引き伸ばし、声の途切れ、呼気音・吸気音・笑い、音の強さ・大きさ、音調、声の質）、視線、身体の向き、指さしやジェスチャー、うなずきにより表現される。「母親が必要としている支援」を成し遂げる過程で行われる助産師と母親両者の行為をさす。

Ⅳ．産褥早期

　産褥とは「妊娠分娩に伴う母体の生理的変化が非妊時の状態に復するまでの状態。」[47]であり、そのうち分娩から1週間[48]を産褥早

期とする。

第 5 章　研究の方法

Ⅰ. 研究デザイン

前向き観察研究

Ⅱ. 研究対象

A診療所またはB助産院で出産した母親と助産師の10組

研究対象場面数の根拠

　前田[49]は「自殺率を数える時には、「自殺」「そうでない死」が区別できていなければならない。すなわち「数える」まえには、そのための区別が論理的に先立っていなければならない。」と述べている。したがって、助産ケア技術と助産ケア技術でないものが区別できていない状況では対象場面数を特定することは難しい。

　先行研究では、小山[50]は認知症高齢者の生活行動を引き出すコミュニケーションの特徴を捉えるために、連続8時間録音と非参加観察を実施し、代表的な2場面を分析している。特徴的な2場面を8時間の観察から分析していることから、助産ケア技術の特徴を見出すためには連続した観察が必要と考える。一方、西阪[46]は福島県における足湯ボランティアと被災者の40場面（1場面20分前後）を分析し、4つの特徴的な「共感技法」を導き出している。

　以上のことから、産褥早期は2〜3時間おきの授乳で1回の授乳時間は30分前後であるため、複数回の撮影・観察を行うことで相互行為の特徴を見出せると考える。ただし、研究対象者数の決定に当たっては、産褥早期の「母親が必要としている支援」を成し遂げるための助産ケア技術が1つ記述されるごとに複数の助産学の専門

Ⅲ．研究対象者の選定基準

１．選定基準

研究対象者は、以下の条件をすべて満たすものとした。

１）助産師
助産実践能力習熟段階において「レベルⅢ」の認定を受けた助産師もしくは、同レベル相当の能力を持つ助産師とした。

選定基準とした理由
日本看護協会は助産師の実践能力の強化を目的に助産実践能力習熟段階（クリニカルラダー）[51]を公表している。助産師の４つの実践能力①倫理的感応力、②マタニティケア能力、③ウィメンズヘルスケア能力、④専門的自律能力をレベル新人、レベルⅠ、レベルⅡ、レベルⅢ、レベルⅣの５段階ごとに示している。レベルⅢは入院期間を通して責任を持って妊産婦、母親及び新生児のケアを実践できるレベルであることから、授乳場面において「母親が必要としている支援」を成し遂げるための助産ケア技術を実践していることが推測された。

２）母親
正期産で経腟分娩を終了した初産婦で、母児同室をしており、正常分娩のクリティカルパスが適応されている母親とした。

選定基準とした理由

　産褥期は身体的には妊娠・分娩の状態から回復し、非妊娠時に復するとともに乳汁分泌が開始される時期である。また、心理・社会的には妊娠中から発達させてきた母親の役割を獲得していく時期であり、分娩までの健康状態は産褥経過に大きな影響を与える要因であると言われている[52]。正常分娩のクリティカルパスの適用者は合併症がなく妊娠・分娩経過及び新生児の経過が正常である母子に適応され、母児同室での育児が行われるため基準とした。帝王切開分娩の母親は子宮及び腹部に切開創があることにより、育児の開始が経腟分娩の母親より遅れるため経腟分娩のみを研究対象とした。また、経産婦は既に妊娠・出産・育児を経験しており母親役割の獲得が進んでいるため「母親が必要としている支援」が初産婦とは異なると思われ、初産婦のみを対象とした。

2．除外基準

　1つでも該当すれば除外とした。

1）助産師
・助産師実践能力の習熟段階において「レベルⅢ又は同等の基準」を満たしていない。

2）母親
・20歳未満である。
・精神疾患の既往または診断を受けている。
・正常分娩のクリティカルパスが適応できなくなった又は新生児が治療対象となった。

Ⅳ．募集方法

　研究対象となる助産師は、調査施設の病棟責任者から選定基準に該当する者を研究対象候補者として紹介してもらった。研究対象となる母親は、研究参加募集のポスターを産婦人科外来に掲示すると共に、助産師に選定基準に該当する方を紹介してもらった。研究参加の同意が得られた母親が希望する日に担当となる研究対象候補者の助産師を研究対象とした。

Ⅴ．収集するデータ

　助産師1名が1勤務帯で実施する母親1名への授乳場面において助産師と母親の相互行為を抽出し、授乳後のインタビューにおいて助産師の行為の意味を収集した。インタビュー時に助産師の基礎データとして経験年数と年齢を確認した。母親の基礎情報として、年齢、産科歴、今回の妊娠・分娩経過、家族構成、退院後の支援体制、妊娠・分娩・育児に対する思いをカルテから転記した。

※授乳場面を設定した理由

　産褥早期の母親の生活の大部分が授乳であることから、代表的な支援場面を通して、助産ケアにおける相互行為の特徴が見いだせると考えた。

助産師自身の行為の意味を収集する理由

　観察では助産師と母親との相互行為そのものを捉えることはできるが、助産師の行為の理由を捉えることは難しい。前田[53]は、西

村[54]と共同でフィールドワークを行い、観察ではわからなかった看護師の行動の理由をインタビューすることで確認し、「看護師の実践における経験の編成」という記述が可能になったと報告している。行為の意味について聞き取ることで、エスノメソドロジー的相互行為分析では明らかにできない助産師側の行為の意図が示せると考えた。

Ⅵ．データ収集期間

2017年12月1日～2018年5月31日とした。

Ⅶ．データ収集方法

1．観察方法

1）研究参加の同意が得られた母親が希望する日をデータ収集日とした。当日は母親の沐浴指導や退院指導、面会に支障の出ない範囲で観察した。
2）観察場所は、母親の病室とした。プライバシーが確保できる個室とした。研究対象施設では、母親を通常個室収容としているためプライバシーの確保が可能であった。
3）観察の前に授乳時の座る場所や角度を確認し、撮影器具と観察者の位置を決めた。その際には母親及び助産師が観察者を意識しない位置になるよう留意した。面会者がいる場合は母親の意向を確認し、同席するか否かを決めた。
4）2台のデジタルビデオカメラを授乳支援直前に病室内2か所（母親の右方向及び左方向）に設置した。ビデオの設置場所を

病室の隅（母親から最も離れた場所）にすること、ズームは使用せず広角撮影し、乳房が写らない角度に設定した。撮影時間は授乳支援開始から授乳支援終了までとし、撮影時間は1回15～30分程度とした。

※ビデオカメラが2台必要な理由

助産師による母親への授乳支援を分析する過程においては助産師及び母親の視線や発話、身体的動作の複雑な組織化（組み立て方）を検討するため、複数の角度からの画像を必要とした。

5）研究者はその場に同席し観察をした。観察中に必要事項をメモにとった。観察時間は、授乳開始時間から授乳支援終了（助産師の退席）時間とした。

6）授乳支援が終了後、ビデオの録画をオフにし退席した。

7）助産師が授乳支援することに、5）6）を実施した。

8）授乳支援終了後に機材を片づけた。

※複数回のデータ収集が必要な理由

授乳場面を複数回、連続して撮影・観察することで、助産ケア技術の特徴が見いだせると考えた。

2．助産師へのインタビュー内容と方法

インタビューは授乳支援1場面ごとに1回とし、ケア直後に15分程度、個室にて実施した。ケア直後のインタビューが不可能な場合は、勤務時間内で希望する時間に行った。

インタビュー内容は以下のとおりである。

1）ケアするにあたって考えたことは何ですか
　（捉えた情報とアセスメント）

2）どのような点に気を付けて実施しましたか（具体策と実施）

3）そのケアをどのように評価しましたか（捉えた情報と評価）
　　4）助産師の基礎情報として①年齢②助産師経験年数

Ⅷ. 倫理的配慮

1．インフォームド・コンセントを得る手続き（40ページ図1、41ページ図2）

　北里大学看護学部研究倫理委員会（承認番号29-4-4）及び研究対象施設の研究倫理審査委員会の承認を経て行った。具体的には下記のとおりである。

1）インフォームド・コンセントの内容

　研究対象施設の責任者に、口頭・文書「研究協力に関するご依頼」を用いて研究の説明を行い、研究協力の回答を得た。研究対象施設の責任者に研究協力の承諾が得られた後、病棟責任者に、口頭・文書「研究協力に関するご依頼」を用いて研究の説明を行い、研究協力の回答を得た。

　研究対象者（助産師と母親）に対しては、「研究協力に関するご依頼」を用いて説明し、研究への参加は自由意思であることを伝え、研究に参加しない場合でも不利益にならないことを説明した。インタビューは、研究対象者の承諾が得られた場合、内容をICレコーダーに録音すること、録音の承諾が得られなければ、メモを取ることを説明した。研究への参加に同意後であっても同意の撤回はいつでも可能であることを説明した。研究同意の撤回・拒否の際は、同意撤回書に記入し、研究者が同意撤回書を受け取った時点で、研究対象者から得られた画像・音声・情報はすべて破棄することを説明

した。ただし、研究成果が論文として公表された後の場合、または、分析がすでに終了しており、分析結果から個人の特定ができない場合は、同意の撤回に応じることができないことを説明した。

　研究対象施設の責任者及び看護部長、病棟責任者、研究対象者から研究計画書の閲覧の希望がある場合、閲覧が可能であることを説明した。研究対象者から研究結果の提示を求められた場合には、研究発表が終わった後に、博士論文を要約した報告書、または学会発表の抄録及び論文を渡す。この場合、「研究成果報告希望用紙」に連絡先の掲載を依頼した。

2）インフォームド・コンセントを得る手続きについて
【助産師に対して】図1
①病棟の責任者に研究対象者（助産師）の選定基準に該当する助産師を紹介していただいた。
②①の助産師に説明する機会をいただくために、病棟責任者に希望の日時を伺った。
③①の助産師には口頭・文書「研究についてのご説明」を用いて研究内容を説明した。
④研究参加に関してはその場で回答を求めず、検討いただいた。
⑤翌日以降、研究参加の意思について研究者が確認した。同意が得られた後、「研究参加同意書」への署名をいただき研究対象者候補とした。
⑥母親の研究対象者および観察日が決まった時点で、研究対象者候補の中から観察日に参加可能な助産師を病棟責任者に紹介して頂いた。
⑦⑥の助産師に研究参加への同意を再確認し、同意が得られたら研究対象者とした。
⑧初回の撮影・観察、インタビュー終了後に、引き続き研究参加が

可能か意向を確認した。

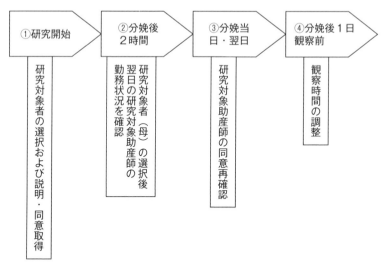

図1. インフォームド・コンセントを得る手続き（助産師）

【母親に対して】図2

〈分娩前〉

①産婦人科外来で研究対象者選定基準に該当する妊婦を助産師から紹介いただいた。

②研究対象の妊婦に口頭・文書「研究についてのご説明」を用いて研究についての説明をさせていただいた。その際には妊婦健診の待ち時間とし、妊婦健診に影響が出ないように配慮した。研究参加に関してはその場で回答を求めないこととした。説明の際には、対象者と同等の目線の位置になるように体勢を整え、ゆっくりと話した。

③研究参加を依頼した妊婦からの疑問や質問等が外来の看護職者にあった場合には、研究者に連絡するよう依頼した。

④③の妊婦には次回の健診日もしくは入院時に担当助産師もしくは

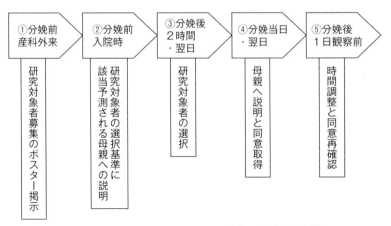

図2. インフォームド・コンセントを得る手続き（母親）

研究者に研究参加について返答いただいた。ただし、今後の経過から研究参加が研究対象者にとって負担と判断される場合には、研究参加を辞退していただく可能性があることを説明した。
⑤同意が得られた場合は「研究参加同意書」への署名をいただいた。そして、研究参加への同意を得られた方を研究対象者候補とした。

〈分娩終了後〉
⑥研究対象者候補の母児が共に問題がなく分娩が終了し、母児同室を開始した時点で参加意思を再確認した。
⑦⑥で研究参加に同意を得られた方を研究対象者とした。
⑧同意を得るにあたり、産褥早期は分娩後の心身の疲労が残存している可能性があること、集中力・記銘力が低下していることもあることから心身の状態に配慮した。研究対象者の希望があれば家族への説明も可能であることを説明した。
⑨初回の撮影・観察終了後に、引き続き研究参加が可能か意向を確認した。
⑩撮影・観察終了後に撮影した映像を確認していただいた。

２．個人情報等の取り扱い

　観察及びインタビューの際にはプライバシーが保たれる個室で行うことを説明した。研究における守秘性の権利については、研究過程で得たすべての画像・音声・情報について、研究者、指導教授、研究協力者のみが扱うことを説明した。研究対象者の個人名が特定されないように研究固有のIDを付与し、データはIDにより管理した。研究対象者が辞退を申し出た場合に、データの消去の手続きが可能となるように、北里大学看護学部生涯発達看護学　及川美穂講師にIDと研究対象者の対応表の作成と保管を依頼した。研究対象者が辞退を申し出た場合には速やかに消去した。研究の発表、報告、公表の際に研究対象者の氏名が公表されることはなく、匿名化が保持されていることを説明した。録画データを使用する際には、個人が特定できないよう映像をデジタル処理もしくは漫画風に加工を施したうえで使用することを口頭・文書を用いて説明した。また、データの二次利用の可能性はないことを伝えた。研究対象者が研究者に直接苦情や質問、相談を伝えにくい場合の対応として、病棟責任者に窓口になっていただけるように依頼し、その点を「研究についてのご説明」に明記し、研究対象者に伝えた。病棟責任者へは研究対象者からの苦情や質問、相談があった場合は、研究者に伝えるよう依頼した。

３．研究対象者に生じる負担ならびに予測されるリスク及び利益、これらの総合的評価ならびに当該負担及びリスクを最小化する対策

１）研究参加による利益

■助産師に対して

　自分が提供したケア場面を振り返ることにより、自分の行為の評

第5章　研究の方法

価が促され今後のケアの向上につながる。
■母親に対して
　本研究において研究対象者に直接的な利益はないが、産褥早期の母親への助産ケア技術が明らかになれば、母子ケアの向上に貢献できる。

2）研究参加による不利益・負担とその対応
■助産師に対して
　授乳場面を撮影及び観察される助産師は、助産師自身の実践を観察されているという心理的負担が予測される。その負担に関しては、撮影機器の設置場所ならびに観察者の立ち位置を配慮すること、撮影の目的を伝え理解を得ることで軽減を図った。
　助産師には、インタビューの際には業務に支障がないよう時間や場所は研究対象の助産師の希望を優先した。授乳支援開始から終了までの複数回の撮影・観察、インタビューを依頼することをあらかじめ説明したが、授乳支援開始後、一時退席時（観察・撮影が中断）に引き続き研究参加が可能か確認した。撮影・観察中に母親が体調不良または精神的に不安定になった場合には、研究者の判断により、途中で撮影・観察を中止することを伝えた。また、研究対象者の母親（新生児）の状況により必要と判断した場合は、撮影・観察途中に中断することが可能であることを伝えた。撮影中、撮影後でも研究参加への中断、拒否は可能で、研究参加の中断、拒否を含めて苦情や質問、相談の窓口は研究者以外に病棟責任者を設けた。病棟責任者から研究者に連絡を頂けるよう依頼した。

■母親に対して
　授乳場面の録画に伴い母親には乳房を露出している際に撮影及び観察することになるため、心理的負担が予測される。また、撮影の

前にビデオカメラの設置を行う目的で、母親の部屋に入らせていただくことで休息等の時間に影響を与える可能性がある。

その負担に関しては、ビデオカメラの設置場所を病室の隅（母親から最も離れた場所）にすること、ズームは使用せず広角撮影し、乳房が写らない角度に設定する。撮影時間は授乳開始から授乳終了までとした。

ビデオカメラが2台必要な理由について「助産師による母親への授乳支援を分析する過程においては助産師及び母親の視線や発話、身体的動作の複雑な組み立て方を検討するため、複数の角度からの画像が必要である。」ことを説明文に加え説明した。説明の際には授乳場面録画モデルを使用して説明した。母親（妊婦）にはあらかじめ産婦人科外来で説明を行い、次回の健診日もしくは入院日まで検討する時間を得た。さらに母児同室を開始した時点で研究への参加意思を再度確認する方法をとること、撮影・観察の前にも再確認することで十分に検討する時間を確保した。実際の撮影の前に再度、研究参加への同意を確認したうえで観察を開始した。

機材の準備、観察にかかる時間について事前に説明し、観察の時は研究対象者の入院生活（休息、食事、シャワー、沐浴指導、退院指導、面会）に支障がないように希望する時間で行った。授乳支援開始から終了まで複数回の撮影・観察を依頼することをあらかじめ説明したが、授乳支援開始後、助産師の退席時（一時撮影・観察中断時）に引き続き研究参加が可能か確認した。撮影・観察中に母親が体調不良または精神的に不安定になった場合には、研究者の判断により、途中で撮影・観察を中止することを説明した。撮影終了後には、撮影した動画を確認していただき、研究参加者から削除希望の申し出があれば、その部分をその場で削除することを説明した。撮影中、撮影後でも研究参加への中断、拒否は可能で、研究参加の中断、拒否を含めて苦情や質問、相談の窓口は研究者以外に病棟責

任者を設けた。病棟責任者から研究者に連絡を頂けるよう依頼した。また、助産師、母親両者共に撮影中、撮影後でも研究参加への中断、拒否は可能であることを伝えた。

緊急事態（地震・火災）時は、撮影・観察は中止し、母親と新生児の安全を第一に行動し、研究者は助産師の指示に従うこととした。観察中に介入が必要となる状況に遭遇した場合には、研究者はその状況に応じて適切な方法で判断し対応することとした。

4．情報の保管方法及び破棄方法

1）データ入力

撮影・観察（メモを含む）やインタビューから得られたデータは電子化し、外付けのハードディスクのみに保存し、施錠できる保管庫で厳重に管理した。撮影した画像ならびにICレコーダーのデータは撮影ならびにインタビュー後、直ちに外付けのハードディスクに保存し、ビデオ及びICレコーダー内のデータを上書き保存にて消去した。観察に用いたメモ紙は電子化後、直ちに裁断機を用いて破棄した。

データ分析は研究者の研究室で行い、外部に接続できないPCを用いた。データファイルは、パスワードを設けた。データはPCに保存せず外付けのハードディスクに保管し、施錠できる保管庫で管理した。

2）個人情報の保護

研究対象者の個人名が特定されないように研究固有のIDを付与しデータはIDにより管理した。研究対象者が辞退を申し出た場合に、データの消去の手続きが可能となるように、北里大学看護学部生涯発達看護学　及川美穂講師にIDと研究対象者の対応表の作成

と保管を依頼した。

3）データ管理者

　北里大学看護学部生涯発達看護学の村井佐知子助教をデータ管理者とした。データ管理者は同意書、同意撤回書を北里大学看護学部生涯発達看護学研究室No.2内の村井佐知子助教が管理する施錠されたロッカーに保管した。

4）データの保管期間

　本研究で得られた全てのデータは研究終了後5年が経過するまで保管し、紙媒体のデータは直ちに裁断機を用いて破棄し、電子媒体のデータはデータ削除用ソフトを用いて、全て削除する。

IX．分析方法

1．相互行為に関する分析

　調査で得られた基礎データは、エスノメソドロジー的相互行為分析[41)42)]を行った。
　西阪[55)]が示した会話例を用いて説明する。

> 例　01　A:.hh（0.8）薬は飲んだかい？
> 　　02　B:ううん:,のんでいないけどもうたぶん大丈夫,

　例では、Aからの質問に対して、Bの応答がなされている。会話は、通常、1度にひとりだけが話す機会（以下、ターン）が与えられ、それが交替される「順番交替」と呼ばれる基本的な行為である。

この例ではAからBへとターンが交替し、「質問─応答」という基本的な2つの行為が配列されている。このつながりを連鎖と呼ぶ。配列には他に、「要求─受諾又は拒否」、「挨拶─挨拶」等があり、隣りあった2つのパターンの結びつきは「隣接ペア」と呼ばれ、連鎖の典型例である。

　薬の服用の有無に対するBの応答は、「ううん:,のんでいない」とするだけで十分であるが、Bは、続けて「けどもうたぶん大丈夫」と答えている。Bの応答は、BがAの質問の意味を『もし薬を飲んでいなければ飲んだ方が良い』という考えから発信されたと受けとめたことを示している。同時にAはこの応答から、自分の発話の意図が理解されたかをチェックすることができる。会話分析は、このような会話の当事者の相互行為を、会話の当事者の把握に即して分析する。

２．分析の手続き

　授乳場面の録画データから、「母親が必要としている支援」を成し遂げるための助産ケア技術が、助産師と母親との相互行為をとおして、いかなる条件や要素を巻き込みながら、実践されていくのかを記述した。

　相互行為の分析方法として、主に会話分析の手法を用いるが、会話だけを対象にしているのではなく、視線、身体の向き、指さしやジェスチャー、うなずきなどの身体行為や会話しながら使っている道具やその場を構成している空間要素なども、会話を理解する上での重要な情報として分析した。したがって、この分析を進めるに当たり録画データについては、その実践の固有の素材を壊すことなくフルセットで引き出す方法を用いた。

1）逐語録の作成
　音声をすべて逐語録として文字に起こした。相互行為の参加者である助産師と母親が自分たちの相互行為を進めていくうえで、本研究では産褥早期において「母親が必要としている支援」を成し遂げるために、助産師が何を行っているのかに注目した。

2）録音・録画の詳細な書き起こし
　1）でとらえた助産師と母親の実際にやっている行為を詳細に書き起こした。僅かな沈黙、発話の重なりのタイミング、笑い声の微妙な大きさの違い、さらに視線の動きや身体の動きなどについても、当事者にとっては何らかの意味があるものとして詳細に書き起こした。

3）断片の取り出し
　産褥早期の授乳場面における「母親が必要としている支援」を成し遂げるための相互行為を含む断片を複数取り出した。その断片ひとつひとつに起きていることを丁寧に特徴づけながら、相互行為において助産師と母親はそこで何を行っているのかを明らかにした。助産師は母親との相互行為の中で、様々な詳細な振る舞いに意味を見出し、その振る舞いがどのような手続きに従ってなされているのかを記述した。「母親が必要としている支援」を成し遂げている断片の取り出しにあたっては、助産学研究者3名で検討した。意見が一致するまで検討を重ねた。

4）相互行為および会話分析
　会話を組織するための主要な手続き①順番交替（会話には話し手と聞き手の交替が生じること）②行為の連鎖（順番交替により自分の順番で発言し、行為をするがその行為は前後の行為と関連がある。

例えば挨拶と挨拶、質問と答え）③修復（発話、インタビュー、理解に関わる問題に対処して速やかに効率的に解決している。）等に注目した。ある発言が順番交替のどの位置で、どのようなデザイン（行為の連鎖や修復）で発言されたという詳細を記述することにより、その発言が会話の中でどのような行為を遂行することになり、授乳支援における会話の進行にいかなる影響をもたらしたかを検討した。

　分析は社会学の専門家を含めた研究者3名（相互行為に関する分析の経験者）で行い、3名の意見が一致するまで検討を重ねた。

5) ケア技術の検討
　4) までの相互行為に関する分析と助産師のインタビュー内容（行為の意図）から、「母親が必要としている支援」を成し遂げるための助産ケア技術を検討する。

3. 分析結果の妥当性の確保

　研究者は、日本看護科学学会主催の質的研究に関するセミナーに2回参加し、質的研究方法および分析方法について学んだ。相互行為に関する分析に関しては、エスノメソドロジー・会話分析研究会が主催する研修会に参加し、分析のための準備を行った。また、相互行為に関する分析を主な研究手法とする社会学博士である三重県立看護大学社会学の浦野茂教授にスーパーバイズを受けながら実施した。
　相互行為に関する分析で得られた助産師と母親との相互行為は、複数の助産学研究者に内容を示したうえで、内容の妥当性が得られるまで検討を重ね、必要時、再分析を行った。

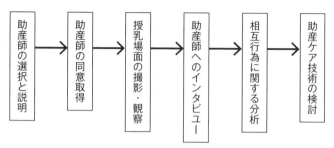

図3. 研究の方法の概要（助産師）

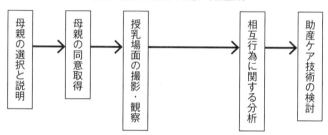

図4. 研究の方法の概要（母親）

4．断片の書き起こし（トランスクリプト）に用いる記号

1）重なり　　［文字

　複数の参加者の発する音声が重なり始めている時点は、角括弧（［）によって示される。重なりの終わりは、（］）によって示される。2人の話し手が同時に発話を開始する時、その開始時点は、二重角括弧（［［）によって示される。

2）密着　　＝文字

　1つの発話において、語と語が途切れなく密着していることは、その間に等号（＝）を挟むことで示される。または、音の重なりを書き取ったがゆえに、1つの発話が間の1行（もしくは2行以上）により分断されることがある。このとき、この分断された発話が一連の発話であることも、分断された両端に等号（＝）を付すことで

示される。

3）沈黙・間合い　（　）

　音声が途絶えている状態にあるときは、その秒数がほぼ0.2秒ごとに（　）内に示される。0.2秒以下の短い間合いは、（　）内にピリオドを打った記号（．）で示される。

4）音声の引き延ばし　　文字：：

　直前の音が延ばされていることは、コロンで示される。コロンの数は引き延ばしの相対的な長さに対応している。

5）言葉の途切れ　　文字-

　言葉が不完全なまま途切れていることは、ハイフンで示される。

6）音調

文字．	語尾の音が十分下がって、発話完了のような音調が作られるとき、ピリオド（．）で示される。
文字？	語尾の音が十分に上がっていて、会話終了のような音調が作られるとき、疑問符（？）で示される。
文字¿	語尾の音が少しだけ上がって聞こえるとき、逆疑問符（¿）を付すことがある。
文字,	音が少し下がって、発話途中の区切りのような音調が作られるとき、（,）で示される。
文字_	末尾の音の高さが平坦であることは、音の直後に下線を付された空白を設けることで示される。
文字！	声が弾んでいる。
↑↓文字	音調の上がり下がりは、それぞれ上向き矢印（↑）と下向き矢印（↓）で示される。

7）音の強さ・大きさ

<u>文字</u>　　音の強さは下線によって示される。
文字　　音が大きいことは、斜体によって示される。
°文字°　　音が小さいことは、当該箇所が°で囲まれることにより示される。

8）呼気音・吸気音・笑い

h　　　　呼気音は、hで示される。hの数はそれぞれの相対的な長さに対応している。笑いの場合もある。
.h　　　　吸気音は.hで示される。hの数はそれぞれの相対的な長さに対応している。笑いの場合もある。
¥文字¥　　笑っているような声の調子で発話していることは、当該箇所を¥で囲むことにより示される。

9）スピード

>文字<　　発話のスピードが目立って速くなっている部分は、左開きの不等号と右開きの不等号で囲まれる。
<文字>　　発話のスピードが目立って遅くなる部分は、右開きの不等記号と左開きの不等記号で囲まれる。

10）聞き取り困難

（　）　　聞き取り困難な個所は、（　）で示される。空白の大きさは、聞き取り可能な音声の相対的な長さに対応している。
（文字）　聞き取りが確定できないときは、当該文字列が（　）で括られる。

11）注記

《文字》　　　データについてのさまざまな説明は、二重括弧で囲まれる。

→　　　　　分析において注目する行。

第 6 章　結果

10組（助産師10名、母親10名）、10事例のデータを収集した。対象者の概要を表1に示した。10事例から15場面を分析した。10事例の分析概要を資料2（158～167ページ）に示した。類似事例（事例2と事例4、事例9と事例10）は、特徴が明確な事例を提示した。

表1．対象者の概要

	調査施設	助産師		母親	
		年齢	助産師経験（年）	年齢	産褥日数と対面数
事例1	助産院	50代前半	20	30代前半	1日目：3回目
事例2	診療所	40代後半	23	30代前半	1日目：初対面
事例3	診療所	40代後半	20	30代前半	2日目：初対面
事例4	診療所	40代後半	8	30代前半	1日目：初対面
事例5	診療所	40代後半	20	20代前半	3日目：初対面
事例6	診療所	50代前半	32	30代前半	2日目：初対面
事例7	診療所	40代前半	10	20代前半	1日目：外来での関わりあり
事例8	診療所	30代後半	7	20代後半	2日目：初対面
事例9	診療所	60代後半	40	20代後半	2日目：初対面
事例10	助産院	30代前半	10	30代前半	1日目：初対面

Ⅰ．事例1

1．対象者の背景

　助産師Aは、臨床経験20年である。研究対象施設での経験は10年あり、妊娠・分娩・産褥のケアに加え、母親教室を担当している。母親Bは、30代前半の初産婦、妊娠および分娩経過は異常なく、正期産で男児2800gを出産した。出産直後より授乳を開始した。以後母児同室で過ごしている。両者は3回目の対面であった。また、助産師Aは母親Bの出産時、間接介助役として立ち会っている。

2．分析場面

　産褥1日目の午後、助産師Aが授乳支援を目的に母親Bの部屋を訪室している2場面である。授乳場面の中で助産師Aが「母親の必要としている支援」を実践している場面を分析した。

3．前提と分析の焦点

　朝の申し送りでは、「母児の全身状態に異常はみとめず、経過は順調である」と報告があった。母親Bは産褥1日目ではあったが、分娩時間が明け方であったため、すでに夜間を挟んで24時間以上母児同室で過ごしていた。また、母親の授乳手技はほとんど自立しており、順調な経過であった。

　産褥早期の母親の傾向から自分からすすんで支援を求めにくく[8]、自分の知識が正しいか疑問を抱いていても、助産師に確認することは難しいことが予測されること。また、産褥早期の母親の半数以上

が、授乳や育児を行う経験を通し、母親としての不適切感を感じており、母親であることや子どもに対して否定的な感情を抱くことがあること[11]から、産褥経過が順調な母親への支援として、助産師がどのような実践を行っていたのかに焦点をあてて分析した。

4．観察データ

【場面1】

情報：産褥1日目、30代前半
良乳頭、乳汁分泌良好

授乳前の考え：授乳支援前に、妊娠期および分娩期の様子から、B氏を素直で、前向きな性格、ナチュラル志向、自然体な女性であると捉え、出産後の育児もスムーズに移行できると予測していた。

| 助産師の言動・観察内容 | 分析内容 | 会話の形 | 分析内容 | 母親の言動・観察内容 |

① ね＞生まれてすぐ泣いたしね＜元気だったし::

肯定的表現：現在の状況を伝える

② (3.0)《A助産師はB氏に視線を向けたまま》

[°はい°

③ ＜今日ね::《天井を見上げて》そうだ[なあ::＞

助産師の説明：母親の応答

[°はい°

《A助産師はB氏の方へ視線をおくる》

④ ＝なんか昼間ぐらいは[:

[°はい°

⑤ ＝結構落ち着いて[.hいるんですけ[ど↑:

けど：逆説の接続助詞これからの状況を暗黙的に伝えている

[うん

⑥ ＝ずっとね,hお利口さん(.)だと↑[ね,

[°う:ん°

⑦ まあ,＞助かるんです＜けど¿

けど：逆説の接続助詞　2回目

[°うん°

⑧ ＝やっぱりどん欲に::う::ん.

発話を途中で終了する

58

第6章 結果(事例1)

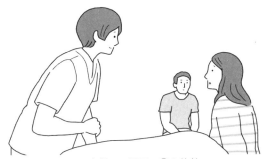

⑩ 1.5 《A助産師の視線はB氏へ向いている》

母親の質問：助産師の応答

⑨ 欲しがるときにもうあげちゃって(.)いい《上目遣い》[˚ですか？˚《うなずく》

⑪ [>いいです！いいです！<(.)うん．　肯定的に受けとめる

母親は、助産師が途中で終了した発話の文章を引き継いで完成させ、自分の疑問を表出している。

⑫ (2.5)《A助産師は立位から腰を下げる体勢へ》　体勢を低くし、沈黙

⑬ 何時間おきとかじゃな( )[˚くていい？˚

母親は、疑問を表出(2回目)

⑭ [>はい，はい．<《素早く数回うなずく》

分析結果：助産師は新生児の今までの状況とこれからの状況について肯定的な表現で母親に安心感を与える。接続助詞「けど」を用いた否定的な表現を使って、今後の状況を暗黙的に伝えながら、母親に視線を送り続ける。続いて「やっぱりどん欲に ‥ 」と最後まで語らず発話を終える。体勢を低くし、沈黙をつくり、母親が考える機会を与え、発話を促す。母親は助産師から引き継いだ文章を完成させるべく、自分の疑問を表出する。助産師はそれを肯定的に受けとめるという相互行為が示された。

母親が必要としている支援：疑問を表出することを促す支援

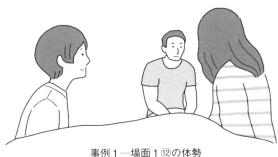

事例1―場面1⑩の体勢

事例1―場面1⑫の体勢

【場面２】

場面１と同じ授乳の後半部分

助産師A：経験の語り —B氏応答

① なんか一人のときは…それに合わせるのが大変だったかな

② [う::ん　[う:ん

「うん」：発話の受け手としてのふるまい。
「そう」：発話内容に肯定的に応答する表現。
先行文脈に言及している(定延, 2002)

③ °さあ↑:食べようかな::って言ったら°[::ウンチバリバリ[やって,

④ [うん　[うん,そうそう

⑤ だってこ::こんな仕事してても¿なんか,また泣いたって[思うhh　また泣いた::

⑥ [思う?○○さん,本当ですか?hhh

助産師の発話に重ねる

⑦ もう泣きの暴力だわ,これって::

⑧ hhhhhhh《天井を見上げて笑う》

⑨ =いやほんとね,やっぱ泣かれる[と::なんか自分が[悪いような[:

⑩ [う::ん　[°う:ん°　[はい,はい

⑪ =気がして::::あの:なんか責められているっていうか,う:::[ん

助産師が経験を語り、母親も自分の経験を語る

⑫ [°昨日そう°

助産師の経験の語り

⑬ [↑う::ん

⑭ =昨日ちょっとそうでした<なんか> 9時くらいまで居てくれて:[:

⑮ [あh

自分の経験を述べることにより、助産師の経験を理解していることを示している

(中略)

第6章　結果（事例1）

⑯ で1時くらいにやっと寝ました

⑰ そうだよね,そうだよね::::この<ペースがねえ><もう>ほんとバラバラだから::[::ねえ::

経験の共有

⑱ [う::ん,°そうですね:

経験へのアクセス権を有していることを示している

⑲ それに,こう順応っていうか-合わせ-るのが-うん,ハードルが低い人もいれば,私みたいに高い人がいて[.hhイライラってして[hh,してたけどね::う::ん

⑳ 《うなずく》[う::ん　[hhhh

㉑ あとは何だろう>やっぱり<人手があるほう[が::<助かるので::>

㉒ [う:::ん

分析結果：助産師が自身の経験に笑いを交えて語り、「笑えること」と提示する。母親は助産師の語りに笑いを交えて返答し、助産師の発話に自分の発話を重ねることでラポートが生じる。助産師は母親と新生児に視線を送り続けながら、母親自身の経験を「うん」「そう」ではかりながら、語りを続ける。その後、母親が経験を表出するという相互行為が示された。

母親が必要としている支援：否定的感情を伴う体験を表出することを促す支援

〈その後の授乳状況〉

　添い寝での授乳をしながら、助産師と共に出産時の体験を振り返る場面があった。

5．インタビューデータ（助産師の行為の意図）

授乳支援の前に考えていたこと

彼女はすごい素直で前向きな方で、ナチュラル志向っていうか。でもまあ、自然体でとても妊娠中からいろいろ、マタニティークラスで発言する内容も前向き発言だったので、なんかうまく育児に移行しやすい方だろうなっていうのはあったのと、あとお産の最中も、すごい励ましながらお産してたんです。「頑張れ、頑張れ」とかって赤ちゃんと自分にずっと声をかけながら。

（中略）で、パパも一緒になって声をかけられてたので、ほんとに一緒にいてこちらのほうが、もうほんとうれしくなるようなお産に立ち会わせていただいて、だから産後もスムーズに育児できるだろうな、と思いながらの関わりですね。

実施しながら考えていたこと
お母さんが1人でできる様子を見せていただいて、彼女の場合は（授乳を）スムーズにできてたので、もうそこは余計に手出しをせずに彼女がやるのを見せていただいて。ただ、抱え方によっては腱鞘炎を今後起こすかなと思ったところだけを助言したりとか、もっとこうすると楽になるよとかっていうそのポイントだけお伝えするようにはしていて。基本はお母さんが楽な姿勢とかやりやすい方法でやっていただくことを大切にしています。（中略）やっぱり赤ちゃんとの角度とかフィットする位置をご自分が探せるように、どうすれば楽に授乳できるかという。うん。楽に授乳できるか。ご本人が。人によってやっぱり楽のポイントって違うので。ご本人がいろいろやりながら、試行錯誤しながら距離感っていうかつかんでいくものだと思うんですけど、基本のところでお話をして、ここがちょっと基本形のお話っていうところでは意識して。最初にやっぱりスムーズに添い寝ができてる人とできてない人ってほんと大変さが違ってくるんですよね。経産婦さんでもいらっしゃるんですけど、何か自分がしっくりこないからといってやっぱり起きてあげてるって。赤ちゃんも添い寝の姿勢に慣れてないので。何か早く知ってれば楽だったのにっていう方もいらっしゃいますし。赤ちゃんもやっぱり座ってもらえるっていう姿勢に慣れちゃうと、今度じゃあ、添い寝にしようかっていったときに、赤ちゃんも何か普段と違うからワーって怒ったり。だから、やっぱり最初

のはじめのケアってすごい大事なんですね。
やっぱり妊娠中とかマタニティークラスでもう頻回になるよとか。でも、それが当たり前っていうふうにちょっと洗脳じゃないですけど、もうそれしかないんだよって。でも楽になるからねとか、ちょっとそういう刷り込み的な、ああ、もうしょうがないなっていう感じで。
やっぱりここは何だろう。自分の体験談っていうか、こんな仕事してても、やっぱり赤ちゃんずっと見てるとこういうことがあったから、多分みんなそこはぶち当たる壁っていうか。初産婦さんだと特にやっぱり、赤ちゃんの泣きってこんなに泣くんだとか。寝て起きてっていう印象があるじゃないですか、赤ちゃんは。赤ちゃん、飲んで、寝るっていう印象があるけど、意外とそんなでもなく結構起きてるので、そこのギャップが。まあ、寝てくれるお子さんだったらいいんですけど。そうじゃない子もいるので。大変な例を聞いとくとラッキーと思ってもらってて。「いや、なんかこんな話聞いてない」とかって、（家に）帰って「大丈夫なのかな」とかって「おかしいんじゃない？」とかって思っちゃう人も中にはいるかもしれないので、もう入院中から初産婦さんにはそういう話を毎回していますね。（中略）バースレビューを行う予定です。

ケアをどのように評価したか
それでも、やっぱり今日の夜あたりとか明日はもう活発になっでずっと赤ちゃんはワーワー泣いてる状況になるかと思うんですけど、そういう状況でも自分なりに添い寝とかを自然にできるようになってきてると、ちゃんと理解していただけたんだなっていうふうに思います。そこで添い寝が楽だって分かっても、何かしっくりこないからできないっていう人も中にはい

> るので、「それは（添い寝）あんまりやらないでわざわざ夜中起きて授乳してました」って（申し）送りを聞くと、ちょっとやっぱりマスターできてないんだなってことで、もうちょっと昼間しっかり関われるときに関わってマスターできるようにお伝えしてるってことですかね。大変なときにそれができるか、できないかを評価の目安にしてますね。実践でできないと（家に）帰って苦労するのはお母さんなので。

（解釈）

　授乳支援前に、妊娠期および分娩期の様子から、素直で前向きな性格、ナチュラル志向、自然体な女性であると捉え、出産後の育児もスムーズに移行できると予測していた。実施中は、授乳場面を観察したうえで、授乳手技に関しては支援の必要性はないと判断していた。母親Bが試行錯誤して自分の方法（育児）できることを目指して、基本的な方法と楽な方法を提案したいと考えていた。また、実施したケアの評価は、その時点で評価するのではなく、母親自身が理解できているのか、実践できているのかを観察して判断していた。さらに一般的に初産婦が持つ「想像と現実との乖離が育児不安につながる可能性」が本事例にもあると推測していた。その乖離を埋めることを目的に、助産師自身が経験を語る判断をしていた。

6．場面分析

1）場面1

　産褥1日において母児共に経過が順調で、授乳手技も自立して行える母親が、疑問を表出する場面をみとめた。その場面において、助産師はどのような実践を行っていたのかに焦点をあてて分析した。

　まず、助産師Aは冒頭で①「や！じょ::ずに飲めますね，（2.0）ね

＞生まれてすぐ泣いたしね＜元気だったし::」と、現在の状況が順調であることを肯定的な表現を用いて述べている。また、前の文脈の「ね＞生まれてすぐ泣いたしね＜元気だったし::」が文章として完成していないことから、続きの内容が後続文脈で発話されることが予測できる。

　続いて助産師Aの③「＜今日ね::そうだなあ[::」は、「そうだなあ::」の「そう」は、発話中に考えていることに結論が出ず、考察中であることを示している[56]と同時に、これから後続文脈で発話することを示している。次に④「＝なんか昼間ぐらいは[:」⑤「＝結構落ち着いて[.hいるんですけ[ど↑:」と、先の文脈で検討中だったことに結論が出されたことが理解できる。助産師Aの発話の語尾は「けど」と接続助詞「けれども」のくだけた言い方であり、対比関係にある二つの事柄を結びつける働きがあることから、予測される今後の状況（否定的な表現）は「落ち着いている」とは異なる状況「活発になること」を暗黙的に伝えている。さらに助産師Aは、母親Bに視線を送る行為を行い、これから発話することに注意を促していることが理解できる。続いて、助産師Aは⑥「ずっとね.hお利口さん（.）だと↑[ね,」⑦「まあ,＞助かるんです＜けど¿」⑧「やっぱりどん欲に::う::ん.」と、今後は「助かる」とは異なる状況を述べようとしていることが理解できる。また、「やっぱりどん欲に・・・」と最後まで語らずに、あいまいな表現で終了しているが、助産師Aの発話の後には、母親Bの応答が入っているものの、（＝）で示されていることから、切れ目を入れずに助産師Aが発話しており、一連の発話であったことが理解できる。助産師Aの発話をつなげると⑥「ずっとお利口さんだと、助かるんですけど、やっぱりどん欲に::」となる。その後、沈黙していることから、助産師Aの発話は⑧「＝やっぱりどん欲に::う::ん」で発話を終了したことが理解できる。⑫の沈黙時に助産師Aの視線は母親Bに向

いている。このことから母親Bの行動を確認していることが理解できる。それに続いて母親Bは⑨「欲しがるときにもうあげちゃって(.)いい[°ですか°?」とまでに助産師Aが途中で終了した発話の「新生児が今後、どん欲に・・・」を引き継いで文章として完成させている[57]。母親Bの声は小さく上目づかいで、自信の無さと発話自体を躊躇していることが窺える。続いて助産師Aが⑪「いいです!いいです!<(.)うん.」と、母親Bの反応を待っていたかのように素早く歯切れよく答えている。さらにこれまで助産師Aの説明に続いて反応するという会話の仕方から、自分の疑問を表出する発話「質問―応答」へと変化している。それと同時に助産師Aは⑫体勢を変化させながら見守り(沈黙)、)⑬「何時間おきとかじゃな( )[°くていい?°」とその後母親Bは2度目の疑問を表出することになる。ここでも母親Bの声は小さく自信の無さが窺える。

　助産師Aは母親Bの疑問の表出に⑭身体動作(素早く数回頷く)を使いながら応答し、助産師Aは⑭「>はい,はい.<」と同様に母親Bの発話を待っていたかのように素早く反応し、肯定的に応答している。ここまでは主に助産師Aが発話を続けているが、文章としては完結されておらず、母親Bの発話により「新生児はこれから活気が増してくるが、欲しがるときに授乳することで対応してよい」という内容で文章が成り立っており、助産師Aの返答に母親Bが深く頷いていることから、疑問を表出し、確認することで納得したことが示されている。疑問を表出する際の母親Bの声の小ささ、上目使いなどから発話を躊躇している様子が窺え、「母親が必要としている支援」だったことが理解できる。

　以上のことから、母親が疑問を表出することに関する支援として、<u>助産師Aは新生児の今までの状況とこれからの状況について肯定的表現で母親Bに安心感を与え、接続助詞「けど」を用いた否定的な表現を使って、今後の状況を暗黙的に伝えながら、母児に視線</u>

を送り続けた。続いて「やっぱりどん欲に・・」と最後まで語らず話を終えた。続いて体勢を低くし、沈黙をつくり、母親Bが考える機会を与え、発話を促し、母親Bは助産師Aから引き継いだ文章を完成させるべく、自分の疑問を表出し、助産師Aはそれを肯定的に受けとめるという相互行為が示された。

2）場面2

場面1と同じ授乳の後半である。産褥経過が順調な母親が否定的な感情を表出する場面をみとめた。その場面において、助産師はどのような実践を行っていたのかに焦点をあてて分析した。

場面1の母親Bの質問に続いて、それに応答する形で助産師Aが新生児の対応を説明している。

この場面では、①「なんか一人の時は・・・」と、子どもがいない時の日常生活の発話が始まり、その後「大変だったかな」と子どもが生まれた後の日常生活の発話に変化している。さらに過去形で表現されていることから、助産師A自身の経験であることがわかる。その後、助産師Aはさらに⑤「だってこ::んな仕事してても¿」と述べ、⑨「自分が悪いような気がして」や⑪「なんか責められているっていうか, う:::[ん」と助産師の立場というより、母親の立場で経験を語っている。深刻な話をしているが、助産師Aが笑いを交えて語り、母親Bも助産師Aの笑い重ね、笑いで返答し、この場面の雰囲気は明るく変化している。この重なり合い、呼応し合う表現はラポートが生じていることを示している[58]。ラポートとは、人間同士の間に生じる「波長が合う、共感が持てる、信頼感が持てる」といった感情である。助産師Aが自ら笑いながら発話し、「笑えること」として提示することにより、受け手の笑いを誘いだしており、この笑いは必ずしも可笑しいという感情を表出しているわけではない[59]。また、場面2では助産師Aの発話に母親Bが発話

を重ねている。ここでの重複は話し手である助産師Ａの発話の途中で、聞き手である母親Ｂが、話し手である助産師Ａが何を言いたいのか理解したため、発話を開始している。通常発話が重なるとその状態を解決するために手続きが必要になるが、この場面の発話はよどみなく続いており、解決する必要のない重なりになっている。この会話が続いて、母親Ｂは⑫「°昨日そう°」と自分自身の経験を発話する。それに対して助産師Ａは、⑰「そうだよね、そうだよね」、母親Ｂは⑯「うん、°そうですね°」と助産師Ａの発話に共感的な反応をしている。

　このように「経験の語り」に続いて、経験を聞いている当事者（母親Ｂ）は、当事者自身の「経験の語り」を述べることにより、語り手の「経験」を理解していることを示している[60]。さらに語り手（助産師Ａ）の⑰「そうだよね」という表現は、相手の語った経験について相手と同等のアクセス権を主張している[61]。さらに助産師Ａは単に母親Ｂの語った経験が、自分の語り（経験）への理解を示すものとして、適切であることを認めるのみならず、二人が経験を共有していることを認めている。

　助産師Ａの「経験の語り」と母親Ｂの「経験の語り」に続き、「経験の共有」がなされた後、助産師Ａは新生児との生活に順応していくことに関して⑲「ハードルが低い人もいれば、私みたいに高い人もいる」と述べ、前述の「経験の語り」は自分自身の経験であることを再確認している。そののち、㉑新生児のペースに合わせるための対策を提言していく展開となっている。

　さらに、場面２の前半では、母親Ｂは助産師Ａの説明に対して、ほとんど②「うん」で答えている。助産師Ａが①「それに合わせてあげるのが一番大変だったかな」と自分自身の経験を語った後、母親Ｂが④「そう、そう」と反応する。「うん」とは、自分の発話計画にとって相手の直前の発話が独自の貢献はしていないことを主

張しつつ、相手の発話の受け手としてふるまうために利用可能な手続きである[62]とされる。一方、「そう」という発話は、相手の発話内容に対して肯定的に応答する表現であり、肯定的に応答した「そう」の話し手は、先行文脈に言及している[63]。助産師Aの経験の語りの後に、母親Bが肯定的に応答したということは、助産師Aと同じ経験を自分が有していることを示している。母親Bの④「そう、そう」という応答に続いて助産師Aは⑤「だってこんな仕事していても‥」と経験についてさらに深く語ることになる。この場面での助産師Aの視線は常に母親Bと新生児に向けており、母親Bの反応を常に確認していることが理解できる。

　また、母親Bの⑫「そう」は、助産師Aの⑪「自分が責められているっていうか‥」の発話に重ねていることから、母親B自身が責められる気持ちを抱いたと理解でき、育児の経験に伴う「否定的な感情」の表出がされたことを示している。さらに⑭「そう、昨日ちょっとそうでした」という発話は、声が小さく、「ちょっと」という控えめな表現を用いていたことから、母親は表現しにくい状況であり、「母親が必要としている支援」であったと思われる。

　以上のことから、事例1の場面2では、母親Bが否定的感情を伴う経験を表出する支援として、助産師Aが自身の経験に笑いを交えて語り、「笑えること」と提示したのに対し、母親Bは笑いを交えて返答し、助産師Aの発話に自分の発話を重ねることでラポートが生じていた。助産師Aは母親Bと新生児に視線を送り続けながら、母親B自身の経験を「うん」「そう」ではかりながら、語りを続け、その後、母親Bが経験を表出するという相互行為が示された。

　<u>事例1の場面1と場面2の相互行為は、直接助言をするという方法を取らず、児の状況を説明して、母親の疑問を引き出したり、助産師自身の経験を語ることで、母親の否定的感情を伴う経験の表出を促す相互行為が示された。</u>

Ⅱ．事例2

1．対象者の背景

　助産師Cは、40代後半、助産師経験23年である。母親Dは30代前半の初産婦、妊娠及び分娩経過は異常なく、正期産で女児3178gを出産した。出産直後より授乳を開始し、以後母児同室で過ごしている。両者は初回の対面であった。

2．分析場面

　産褥1日目の午後、助産師Cが授乳支援を目的に母親Dの部屋を訪室している2場面である。授乳場面の中で助産師Cが母親Dの「必要としている支援」を実践している場面を分析した。

3．前提と分析の焦点

　朝の申し送りでは、「児が嘔気・嘔吐しているため、ビタミンK2の投与がまだであること。母親の体調は問題ない。」と報告があった。新生児の嘔気・嘔吐は同日の午前中には消失し、ビタミンK2の投与がされ、生理的な嘔吐であったと判断された。母親Dは母乳栄養を希望して、分娩直後にも臥床した状態で直接授乳を実施している。座位での授乳は今回が初めてである。助産師Cは午前中のラウンドの際、乳汁分泌と乳頭の形や乳輪部の柔軟性を確認し、児の欲求が出現した時に、助産師を呼ぶことを母親Dに依頼していた。授乳支援において最も重要なことは、母親がリラックスして楽に授乳できることと、児が乳房から効果的に母乳を飲み取ることが

第6章　結果（事例2）

でき、乳房の過度な緊満を回避することであり、その鍵を握るのが、適切なポジショニング（授乳姿勢、抱き方）とラッチオン（吸着、含ませ方、吸い付かせ方）である[64]。そこで、<u>母乳栄養を希望している母親の授乳手技獲得を目指して、助産師はどのような実践を行っていたのかに焦点をあてて分析した。</u>

4．観察データ

【場面1】

情報：産褥1日目、30代前半、朝は児の嘔気が強かったが落ちついた。乳汁分泌は良好で乳頭の形も良い。分娩直後から母児同室を開始していた

授乳前の考え：本格的な授乳はこれからなので基本的な授乳手技をおさえ、母親の児の扱いをみて器用か不器用かを確認しながら、どこまで手を出すか考えながら実施することを考えていた。

| 助産師の言動・観察内容 | 分析内容 | 会話の形 | 分析内容 | 母親の言動・観察内容 |

授乳の前に児の衣服を整えることを説明する。

　　　　　　　　　　　　　　　　　　児を抱いたときの雰囲気や向きをかえる時の様子にぎこちなさをみとめずスムーズである

授乳体勢のつくり方を母親の手技に合わせて口頭で説明する。

　　　　　　　　　　　　　　　　　　① 母親は助産師の説明に続くように授乳体勢を作り、うなずきながら助産師と共に児に乳頭を含ませる

② 児の後頭部を支えている母親の手をその上から支え、片方の手で乳房を支え、児の開口に合わせて含ませる

　　　　　　　　　　　　　　　　　　③ [う:　　[うぉ:::うぉ:::　[うぉ:::
　　　　　　　　　　　　　　　　　　感嘆の表出：「反応の叫び」感嘆すべきものが今この瞬間に生じていることを周囲に示す

④ う::[:ｎﾟ( )よ[いっしょ![入ったかな？
②を再度おこなう

⑤ ﾟうん上手ﾟ(.)今吸われてて痛いです？

　　　　　　　　　　　　　　　　　　⑥ そんなに¿

⑦ ＝そんなに痛くない？　　⑤母親の感覚を尋ね　⑥母親が感覚を返答　　⑧ ＝はい．

⑨ 児の口元へ視線を向ける(4.0) ◀ ⑨視線を向け沈黙をつくる　⑩母親が感覚を返答 ▶ 乳輪が隠れていて、児の唇が外向き、音がしない

⑩ わ.強い.

わ⇒驚いたときに発する声

⑪ うん,うまい.上手.今割と良いところに入っていると思うんですね:

⑫ ふ:::ん,

ふ:::ん⇒相槌

⑬ いいところに入っている時は、最初吸われ始めはちょっと痛いけど、しばらく赤ちゃんが吸い始めて慣れてくると、大丈夫ってなるときは割といいところにはいっていて・・・ ◀ ラッチオンが適切であることを呈示 ▶ ⑭ へ::::.

へ::::⇒感心した時に用いる語

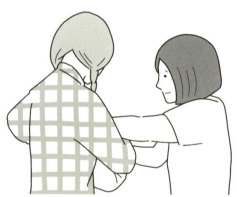

事例２―場面１⑨の体勢

第6章　結果（事例2）

【場面2】

場面1と同じ授乳時間、片側の授乳が終了し、もう一方の乳房に変わろうとしている場面である

助産師の言動・観察内容	分析内容	会話の形	分析内容	母親の言動・観察内容

会話の形：助産師の説明―母親の応答

- 母親：母親は自分で児の左側から右側に抱き替える
- 助産師：「そうそう、いいですよ。赤ちゃんの頭を反対にひっくり返してもらって・・今度は手が左右逆になる感じ・・」と声をかけ見守る
- 母親：母親は助産師と共に児に乳房を含ませることを試みる
- 助産師：母親の手に自分の手を添えて、児に乳房を含ませる
- 母親：乳輪がやや見える、児の唇が外向き
- 助産師：① ちょっと痛いかな？　　［① 母親の感覚を尋ねる：痛いことが前提］
- 母親：② ＝若干．
- 助産師：③ 乳房を覗き込む　　［④ 音と③ 観察した状況で痛いと判断］
- 母親：④ 児の口元より音がする
- 助産師：⑤ 痛そう《乳頭を児の口唇から外す》
- 母親：児の口が乳頭から外れ、再度助産師主導で児に乳頭を含ませる
- 助産師：⑥ 途中で児を乳房から外すときは・・・方法を説明しながら外し、再度吸着させる
- 母親：⑦ こんなに深く吸わせるんだ:::
- 助産師：⑧ やっているうちになんとなく感覚的に[:::　　［⑧ MWは途中で文章を終了する　⑨ 母親は途中の文章を引き継いで、感覚の違いを表出］
- 母親：⑨ ［違いますね　　（乳頭を児の口唇から外す前との感覚と違いを表出）

73

分析結果：適切なラッチオンは、助産師がその観察を通じて一方的に評価するのではなく、母親の感覚を問い尋ね、それへの応答を待って評価し、母親の感覚表出に基づいてしるしつけていくことにより、適切なラッチオンの感覚について母親と助産師が共通理解する相互行為が示された。

母親が必要としている支援：適切なラッチオンの感覚を実感できることを目指した支援

5．インタビューデータ（助産師の行為の意図）

[研究者の質問]

授乳支援の前に考えていたこと

そんなに深くは考えていたわけじゃないですけど。朝、ラウンドに行った時におっぱいの状況とかはちょっと見てきて。（母乳の）出も良さそうだし、（乳頭の）形もいいしっていうところは、チェックはしてきたので。「じゃあ、赤ちゃんのタイミングで呼んでね」みたいなことを言っていったんです。でも初産の人だったので、取りあえず一からみたいなことは思って行きましたけど。取りあえず分娩直後にはちょっとやってるけど、ああやって授乳のスタイルを取って、やるっていうのは多分初めてか。昨日夜やってるかぐらいだと思うので、本格的にやり始めるのはここからかなっていうとこだったと思うので、一番オーソドックスな基本のところからって思って。

実施しながら考えていたこと

取りあえずお話をしながら、ママの器用不器用もあると思うんで、ちょっと赤ちゃんの扱いとかを見つつ……いつもなんとなくそれをちょっと自分なりに見て、どこまで手を出そうかなみたいなのを考えながらやって、思ってはいるんですけど。
　[この人の場合はあんまり手を掛けなかったほう？]
そうですね。割と、だからママが器用そうだったので。割と赤

ちゃん抱っこした時の雰囲気とかもそんなに……（児の）向き替えるとかもね。ぎこちない雰囲気でもなかったし。ちょっと必要なところだけと思って。
［*最後ラッチオンのところだけちょっとお手伝いした感じでしたか？*］
そうですね。（途中１回、右側を吸わせた時に、Ｃさんが外したところ？）浅かった（吸着）ので。
［*それは何で判断しましたか？*］
くわえた瞬間に、ちょっと浅いなっと（乳輪が見え）一瞬思ったんですけど。（その後）ちょっと音もチュッチュ鳴ってたし。で、「痛いよね」って言って外しちゃったんですけど。

ケアをどのように評価したか
そこそこ。多分あの人は割といけそうな雰囲気だったので。ちょっと夕方とか行った時に、もし自分でやってみたらどうだったとかっていう話を大体していくことが多いんですけど。あとは実際……。割と上手そうだったので。
とても上手なママでした。赤ちゃんも上手だったんで。

（解釈）
　授乳支援前には、本格的に授乳はこれからなので、基本的な授乳手技をおさえ、母親の児の扱いをみて器用か不器用かを確認しながら、どこまで手を出すか考えながら実施することを考えていた。実施中は、母が器用そうだと判断し、必要なところだけをサポートする方向で良いと考えていた。実施したケアの評価は、今後継続して関わる中で、母親の授乳体験を確認して行うと考えていた。

6．場面分析

・場面1は産褥1日目の初めての授乳場面において、母乳栄養を希望している母親Dが適切なラッチオンの感覚を獲得できることを目指して、助産師はどのような実践を行っていたのかに焦点をあてて分析した。

　授乳支援に入る前に助産師Cは、「今日から本格的に授乳するのはこれからなので基本的な授乳手技をおさえる。母親の児の扱いをみて器用か不器用かを確認しながら、どこまで手を出すか考えながら実施すること」を考えていた。

　冒頭では、ポジショニングとラッチオンの基本的な手技を説明しながら、母親Dに手を添えて実施している。助産師Cの説明と母親Dの反応という形の会話になっている。具体的には、母親Dに⑤「今,吸われてて痛いです?」と尋ね、⑥母親Dは「そんなに¿」と述べ、助産師Cは⑦「そんなに痛くない¿」と聞き返す。聞き返した理由は、その後の⑨助産師の視線が新生児の口元に向いていることから、適切なラッチオンに疑問を感じていたと理解できるが、ここではすぐに発話せず、4秒の沈黙が生じている。発話の順番では⑧の母親Dの返事の後なので、助産師Cの発話の順番になるため、ここでの沈黙は助産師Cによるものである。この後、母親Dは⑨「わ,強い」と述べている。この母親Dの発話は、⑦の助産師Cの質問に対する、「痛くない」という返答であることがわかる。この沈黙は助産師Cが母親Dの発話を促すために行ったものと理解できる。その後助産師Cは⑪「今,割といいところに入っていると思う」と発話している。ラッチオンが上手くいっている時とそうでない時の違いの説明に対し、母親Dの反応は⑫「ふ:::ん.」という相槌から、⑭「へ:::.」という感心した時に用いる表現に変化しており、助産師Cの説明に関心を示していることが理解できる。

場面2は、場面1と同じ授乳の時間で片側の授乳が終了し、もう一方の乳房に変わろうとしている場面である。助産師Cは、場面1の支援を行う中で、母親Dの新生児の扱い方を観察し、器用そうなので必要なところだけ支援していく方向性で良いと判断している。場面1と同様に母親Dに①「ちょっと，痛いかな？」とラッチオンの感覚を尋ねている。場面1の⑤「吸われていて痛いです？」という質問は、痛みを推測しているのか、いないのかはっきりしない表現であるが、ここでは、①「ちょっと痛いかな？」と発話している。ここでの「かな？」は、念を押したり、心配したりする気持ちを込めた疑問の意向を示しており、助産師Cがこの文脈の前で、すでに「痛み」が生じている状況であると判断していることが理解できる。インタビューでは、ラッチオンの直後から吸着が浅めであったことに気づいており、この判断につながっていた。その後、児の口唇部から音が出た直後に⑤「痛そう」と発話しながら、児から乳頭を外し再度、ラッチオンとなるよう母親Dの手に自分の手を添えながら授乳支援を実施した。助産師Cは視診や聴診でも吸着の状況を観察していたことが理解できる。その結果、母親Dは⑦「こんなに深く吸わせるんだ」⑨「違いますね」と発話しており、再度ラッチオンする前と後の感覚の違いに気づいたことが理解できる。この「違う」ということを発話したことは、場面1で助産師Cが感覚を尋ねたうえで、ラッチオンの上手くいった時とそうでない時の感覚の違いを説明したことが前提となっている。このことから、「適切なラッチオンの体感を通し，授乳手技を取得する」という母親Dの必要としている支援が行われていることが示された。

　以上により、事例2では、助産師Cは母親Dの母乳栄養の意向に沿って、まず母親Dの児への接し方を観察し、どの程度支援が必要か判断していた。適切なラッチオンの感覚を体感できることに向けた支援として、助産師Cは母親Dの感覚を問い尋ね、それへの応

答を待って評価し、母親Dの感覚表出にもとづいてしるしつけることにより、適切なラッチオンの感覚を母親と助産師が共通理解する相互行為が示された。

Ⅲ．事例3

1．対象者の背景

　助産師Eは、40代前半、助産師経験20年である。母親Fは30代前半の初産婦、妊娠及び分娩経過は異常なく、正期産で男児2800gを出産した。出産直後より授乳を開始し、以後母児同室で過ごしている。両者は初回の対面であった。

2．分析場面

　産褥2日目の午前中、助産師Eが授乳支援を目的に母親Fの部屋を訪室している2場面である。授乳場面の中で助産師Eが母親Fの「必要としている支援」を実践している場面を分析した。

3．前提と分析の焦点

　朝の申し送りでは、「後陣痛があり、鎮痛剤を内服していること。母乳栄養希望である。Ⅲ型の乳房で乳頭は短め乳頭保護キャップを使用し、乳汁分泌は昨日より増加している。児は体重減少率が8.6％である。」と報告があった。新生児の体重減少10％以内は正常範囲とされているが、7％を超えたら授乳の評価やミルクの補足の検討が必要とされる[65]。
　助産師Eは、9時の訪室時に、母親Fから、昨日23時に授乳をした以降、一度も授乳をしていなかったことを知らされた。新生児の授乳は最低3時間おきに行うことが基本であり、母乳栄養の児は8〜12回の授乳が推奨されている[66]。児が10時間近く授乳をして

いないということは、新生児低血糖や脱水といった危険な状態が予測される。授乳支援の前提として新生児が授乳できる状態か否か判断することが重要である。また、母親Fは、産褥2日であり、会陰縫合部痛と後陣痛があり鎮痛剤を服用していた。後陣痛は子宮収縮に伴う疼痛であり産後数日間持続し、疼痛には個人差があるが授乳時に増強すると言われている[67]。また、母親Fは、授乳中に乳頭痛、後陣痛を表出した。氏家[68]は、産褥早期の母親は、精神的にも不安定な時期であり、自己概念が傷つきやすいと述べていることから、母親の身体的な状況を理由に授乳の時間や方法を調整するという支援の必要性を尋ねることは、母親の自尊心を低下させることにもつながると推察された。

そこで、身体的苦痛を表現している母親への支援として、助産師はどのような実践を行っていたのかに焦点をあてて分析した。

4．観察データ

【場面1】

情報：産褥2日目、30代前半、妊娠期の体重増加20kg、分娩中の痛みの訴え強い、分娩で疲れている。（申し送り）直接授乳は母親1人では難しそう。乳頭保護器を使用しているが有効吸啜しているかは不明。

授乳前の考え：分娩時の様子や申し送りから、痛みに弱く、自分に甘い性格と想像していた。母親がどの程度、授乳の体勢つくりができるか確認しながら、その状況で手を出すか見守るか考えながら実施することを考えていた。

| 助産師の言動・観察内容 | 分析内容 | 会話の形 | 分析内容 | 母親の言動・観察内容 |

① さあ,授乳しましょうか::

② 児を自分で抱かず、そのまま椅子へ、授乳枕を準備して助産師を待つ

③ 児を抱き上げ母の元へ移動

④ 児を抱き寄せる

第6章　結果（事例3）

⑤ 児の後頭部を支えている母親の手をその上から支え、片方の手で乳房を支え、児の開口に合わせて含ませる

⑥ 児覚醒せず助産師の指示どおりに児を支え、乳房に児を含ませることを試みるが、傾眠傾向で吸啜せず

⑦ 児の覚醒を促すが、なかなか起きず「その気になんないね？」

⑧ 今じゃないのかな？

⑨ 今じゃないのかな？:::そろそろ飲んでほしい::

授乳の回数が少ない。本日の授乳回数は0回、ミルクの追加なし

⑩ 昨日から今までの授乳の様子を尋ねる

⑪ ミルクを追加して様子を見ることを提案する

⑫ （うなずき）ミルクは初めてです

【場面2】

前回の授乳から1時間半経過し、児が覚醒したとのことで来室。この30分後に母はシャワー予定である。

児の頭を軽く支えて、体勢を母親に向くようにする

保護キャップを使用せず、左の乳房に自分で含ませることを試みる

一度、外すことを提案する。その後、母親の右手をとり児の後頭部の支え方を示し、母親の手の上から自分の手で支える

児は口を大きく開けず、母親が乳頭で刺激するが口をすぼめたまま先のみを吸わせている様子

乳頭保護器を取りに退室

① 保護キャップを使用し、左の乳房に自分で含ませることを試みる（右手の痛みを訴える）

母親の右手の上から自分の右手を重ねる

乳頭保護キャップの上から吸啜できている

② いい感じに吸いつけましたね

④ お腹が痛い感じ？　　反復：痛みを受けとめる

③ "痛い"

⑥ 乳首が痛い感じね::　　反復：痛みを受けとめる

⑤ "乳首が"

なかなかタイミングが難しいね:

⑦ 傾眠傾向で吸啜が続かず

⑧ "お腹が痛くなってきた"

⑨ お腹が痛い感じ？　　反復：痛みを受けとめる

いったん外して,右の方をしてみましょうか？

《腰をおさえて助産師と視線をそらして》"痛ーい"

《母親と児に視線を向けたまま、じっとしている》

母親は助産師と共に児に乳房を含ませることを試みるが、なかなか吸い付かず

⑩ 腰をおさえ痛そうな表情をする《助産師と逆方向に顔を向けながら》

⑪ なかなか吸い付かないね::《児を刺激する。助産師の視線は児に向かう》

⑪ 視線：母親の注目が時計にあることを示し、助産師に視線の意味を考える機会を与える

⑬《母親に視線》抱っこされたら気持ちよくなっちゃったね,きっとね,また少し時間をおいてみましょうか::

⑫ 身体を捻り、左上の時計に視線を、つづいて助産師の顔をみる

母親の身体状況ではなく、新生児の状況を理由にする

⑭ 助産師の言葉に重ねて、素早く首をふる

同意する

分析結果：母親が身体的な苦痛を表現した際には、それを受けとめ、さらに母親の身体の捻りに(時計に視線を送り)続いて助産師に視線を送る行為から、授乳を一時やめて時間を空けることを判断したが、その際母親の痛みを会話の俎上にあげていない。そして、母親Fも助産師E対応から自分状況を理解してもらったと受けとめ、それに同意する相互行為が示されていた。

母親が必要としている支援：身体的苦痛を表現している母親が傷つかないことを考慮した支援

第6章　結果（事例3）

5．インタビューデータ（助産師の行為の意図）

［研究者の質問］

授乳支援の前に考えていたこと

申し送りから聞いたことで保護器を使ってやってたっていうのと、自分では直接、授乳は難しそうだっていうこと、その保護器を使ってもちょっと有効かどうか分かんないよっていうところを聞いてました。全く自分の中での印象っていうんですか。お産した日、たまたま病棟だったんですけど、お産した日に、そのFさんのお産には入らなかったんですけど。分娩室はちょっと、採血のところでのぞいたりとかしたぐらいで。この人結構、妊娠中に20キロとか太っちゃって、なかなか産まれないんじゃないかって言われていたんだけど、最後、何かもうパワーで押し出しちゃったみたいな。そんな感じで、割とスムーズに産まれたことは産まれたんだけど。結構何か疲れちゃったのかなみたいな感じはあって。そうそう、分娩がスムーズっていうか、そうそうスムーズに時間かからずに終わったんだけど。何か、陣痛室に入ってた時の様子とか。あとは体重が20キロ増えちゃったっていうところから、陣痛室に入ってた時も「痛い」「痛い」「痛い」みたいな感じで。勝手になんですけど、ちょっと、そういう痛みに弱いというか。自分に甘いところとかあるんじゃないかなみたいなふうに勝手に予想して、お部屋に行きました。様子をみて、手を出すか、見守るか考えていました。

実施しながら考えていたこと

行ってみたら、行ってみたところで、そこまで私が、情報収集

不足だったんですけど、実際産まれてからこれまでに、あまり授乳もしてなくって回数も少ないし。昨日はミルクの追加もしてないし、その前の日も飲んでもいないしっていうふうに思って。それで、あらこれは大変、おっぱいよりも、脱水かなみたいな。そんなふうに赤ちゃんのほうが脱水かなみたいに思って。まずは、起こして飲ませようと思ったんだけど、なかなか起きてくれないし。もしかしたら、水分が足りてないから、ちょっと活気がなくなってきてるんじゃないかなみたいな感じもあったので。ミルクを飲ませて、おっぱい飲んでっていうふうな流れにしようかなっていうふうに考えました。
［*そのさっき、最後、ミルクをあげてその後また行った時に、その辺のところの判断とかは？*］
その時に考えたのは、お母さん自身の手の使い方だとかいろんな様子から、まだ授乳に慣れてないなっていうふうに感じたので、手を添えたりだとか「ここを持って」とかいろいろやって。ほとんど手を出してやってもらったっていう感じですね。きっと今日の自分の勤務の間では解決できないでしょうけども、この後２日ぐらいの間に自分で授乳をやってほしいと思います。多分授乳表の様子から見ても、昨日はほとんどやってなさそうなので。児が寝てたっぽいんですけど。何か、ちょっとこう……。２日だからもうちょっとできてたんじゃないかなっと思ってた自分の予想よりは、もうちょっと頑張ってもらいたいなっていうふうに変わったって感じですね。

（解釈）

　授乳支援前には、分娩時の様子や申し送りから、母親に対し痛みに弱く、自分に甘い性格と想像していた。母親がどの程度、授乳の体勢つくりができるか確認しながら、その状況で手を出すか見守る

か考えながら実施することを考えていた。実施中は、まだ自分で授乳体勢は作れず、手技の支援が必要と判断していた。児は脱水か低血糖の可能性があるのでミルクを追加する必要性があると判断していた。実施したケアの評価は、今後本人が自分で授乳をやっていけるかどうかで判断できると考えていた。

6．場面分析

・場面1は<u>産褥2日目の授乳場面において、母親は身体的苦痛を表現していた。身体的苦痛を表現している母親への支援として、助産師はどのような実践を行っていたのかに焦点をあてて分析した。</u>

　場面1の冒頭は、児が傾眠傾向で授乳が出来ないため、助産師Eが児を刺激して覚醒を試みている。授乳支援前に助産師は「産褥2日目なので、授乳手技についてある程度習得できている」と予測していたが、授乳が開始されて、母親の状況を確認した中で、授乳に慣れていないと判断し、授乳体勢やラッチオンに関して、説明しながら母親の手の上に自らの手を添わせて、授乳支援を行っていた。その中で、夜間の授乳状況を母親Fに確認し、児の授乳が10時間程空いていることに気づき、助産師Eの判断でミルク哺乳が決まっている。

　場面2は、乳頭保護キャップを使用して授乳を試みているが、途中で母親Fは、乳頭の痛みと後陣痛を訴えている。助産師は授乳前に「痛みに弱い方ではないか」と予想し、様子を見て手を出すか、見守るか考えたい」と判断していた。授乳支援の最中に助産師が本人の身体的な状況をどのように評価していたのかは不明である。しかし、⑩「母親が腰を押さえて痛そうな表情」をした後に、⑪「なかなか吸い付かないね」と発話し、⑫「母親が体を捻り、時計を見た後に助産師に視線を送る」と同時に、母親Fと目を合わせ⑬「ま

た、少し時間をおいてみましょうか」と提案するというやりとりになっている。母親Fが体を捻り、助産師Eに視線を送っている。「視線は今何に注目しているかを相互行為の相手に対して明らかにすることができる」[69)]とされ、この場面で母親Fは、助産師Eに時計に視線を送ることで、自分が時間に注目していることを示し、なぜ注目しているのかを考える機会を与えていることが理解できる。その後、助産師Eの提案に対し、母親Fは⑭「素早く首をふる」ことから授乳を終え、時間を空けることに関して助産師Eの対応から自分の状況を理解してもらったと受けとめ、それに同意していることが理解できる。このとき、助産師は時間を空ける理由として母親の痛みを会話の俎上にあげていない。助産師Eが痛みという身体的な状況を母親Fの言語的な訴えではなく、行為をとおして受けとめ、授乳を終了して時間を空けることを提案していることが示されていた。

　以上のことから、事例3では、<u>母親Fが身体的な苦痛を表現した際には、助産師Eはそれを受けとめ、さらに母親の身体の捻りに（時計に視線を送り）続いて助産師Fに視線を送る行為から、授乳を一時やめて時間を空けることを判断したが、その際母親Fの痛みを授乳中断の理由として会話の俎上にあげていない。そして、母親Fも助産師Eの対応から自分の状況を理解してもらったと受けとめ、それに同意する相互行為が示された。</u>

Ⅳ．事例5

1．対象者の背景

　助産師Iは、40代後半、助産師経験20年である。母親Jは20代前半の初産婦、妊娠及び分娩経過は異常なく、正期産で男児3300gを出産した。出産直後より授乳を開始し、以後母児同室で過ごしている。両者は初回の対面であった。

2．分析場面

　産褥3日目の午前中、助産師Iが授乳支援を目的に母親Jの部屋を訪室している2場面である。授乳場面の中で助産師Iが母親Jの「必要としている支援」を実践している場面を分析した。

3．前提と分析の焦点

　朝の申し送りでは、「母親Jは母乳栄養の意向（直接授乳）が強く、かなりこだわっている方である。乳頭は短く、乳房緊満感が強く、直接授乳には介助が必要である。」と報告があった。産褥3日目の乳房緊満感は生理的な現象であるが、乳房緊満感に伴い、乳輪部の腫脹が出現するため児の有効吸着が難しくなる。有効吸着ができないと新生児に産生された乳汁が提供できないため、授乳前に乳輪部のマッサージを実施する必要はあるが、腫脹部位に刺激を与えることによる疼痛が伴う支援である。痛みを伴う支援は母親に拒絶されるという可能性のある支援である。しかし、助産師Iは母親Jの乳頭保護器を使用せず直接授乳をしたいという意向に沿って、直

接授乳ができるように授乳前の乳輪部のマッサージを実施し、乳輪部が柔らかく、痛みを伴わず、乳汁が分泌する変化を感じることになった。その後はマッサージを持続することで、直接授乳ができるようなった。

そこで、<u>直接母乳の意向が強いが乳房緊満感により痛みを表現しながら乳房マッサージを行う母親への支援として、助産師はどのような実践を行っていたのかに焦点をあてて分析した。</u>

4．観察データ

【場面1】

情報：産褥3日目、20代前半、実姉生後8Mの子ども有、乳房緊満あり、乳汁分泌増加していた

授乳前の考え：「こだわりのある方」その背景は不明 母親の児への関わり方を観察して支援方法を考えていた

| 助産師の言動・観察内容 | 分析内容 | 会話の形 | 分析内容 | 母親の言動・観察内容 |

助産師の言動：授乳の前に肩の運動、乳房基底部・乳輪部のマッサージの必要性を説明し、自分が手伝って良いか確認する

母親：肩の運動、基底部マッサージを助産師と共に行う。

助産師：赤ちゃんが飲むところはどこかしら？ 〈助産師の説明：母親の応答〉

母親：乳輪から内側です。

助産師：マッサージの手技を説明する。硬い部分を柔らかくすることで乳汁の分泌が良くなり、児も飲みやすくなることを説明する。

母親：助産師の説明に合わせて乳輪部のマッサージを行う。

母親：この（縦）方向がやりやすいんですけど…

助産師：そうよね…。やりやすい方向はすぐにほぐれやすいので、軽くやれば出るようになると思うので、いろんな方向からまんべんなくやってゆきましょう。

母親：① 助産師の説明に合わせて乳輪部のマッサージを行う。眉間にしわを寄せて、苦痛様の表情をする

第6章　結果（事例5）

- UFOキャッチャーみたいに…1回押し込んでタンクをつかんでから、中のものを押し出す感じ。ここ（基底部）をつかまえて（片方の手で）おくとタンク（乳輪部）をつかみやすいです,そう,そう,そう‥

  → そう「合格点を示す」助産師の視線は母の顔と乳房のまま以降の場面も同様

- ② そうそう、何回やっても ③ 痛いじゃない¿硬いし、なのでここ（乳輪部）を赤ちゃんがハムハムする力でも出る（乳汁）ように柔らかくほぐすと飲みやすくなりますからね::::ちょっとお手伝いさせてくださいね::押さえて（基底部）てね：

  → 母は痛いと言っていない。「痛い」と母親の代弁している

  - はい

- （マッサージをしながら）ちょっと、押さえているほうが、痛みも和らぐし、タンクが奥に逃げないの。今度は違う場所（横方向）をやってゆきますねこっち ④ 痛いよね

  → 児を説明に登場させること。具体的に説明する

  - はい

- 痛くって、まだ（マッサージの）はじめは出ないのよ（乳汁）、浮腫んでいるから。手加減した状態でこうジワジワして‥ほぐれてきました。ほら、わかる？

  → 母は痛いと言っていない。「痛い」と母親の代弁している

  - うなずく

  → うなずいて、自分で乳輪部のマッサージを始める

- 今度は違う場所、ここね（斜め方向）、痛いでしょ？はじめは痛くて出ないでしょ？おー痛いよね‥ほぐれてきた。ちょっと自分でもやってみましょう。

  → 痛いですか？ではなく痛いよね？と発話していること

- うん、痛いね、よいしょ、ほぐれてきた、待っててね、今美味しいのできるからね::すごいね、こんなに出るようになった、すごいね::

  → 児に語りかけること

  - はい

- ⑤ マッサージした乳房と片方を比べるように促す

  ⑤ 感覚の変化の確認を促し、⑥ 母親は触り、変化している感覚を表出する

  ⑥ 全然違います。（乳輪部を指で触りながら）

- こっち（反対側）もほぐしましょう。

  - 「はい」と頷きながら、はーとため息をつく。

- ⑦ 1回ゆっくり深呼吸して、大丈夫？苦しいね？今日は。今日1日頑張れば、明日楽になりますからね、少しね。痛い、痛い、はい、じゃあこっち（反対側）やってゆきましょうか。

  → 母親の痛みを代弁している

- そう、そう、《2回うなずく》痛いから手加減しながらやさしくでいいですから、はじめは出ないなあと思っても、ほぐれるとワーッと湧いてくるのを確認しましょうね::

⑧ この押し込んだ後は、どこまで持っていけばいいんですか？このあたりまでですか？

乳輪の外ぐらいまで滑らせればいいですか？

うん、それでいいです。

⑨ うん、そうそう《2回うなずく》、滑らせなくていいのよ∴UFOキャッチャーみたいにじわっと押すだけ∴

合格点を示す「そう」他者の意志的動作に対して肯定的な評価を与える。座位で母親より目線が低い

「うん。うん」と頷きながら助産師の手元に視線を送る

痛みの少ないマッサージの方法を説明

（中略）

現在は乳房の緊満が強く、乳汁は産生しているが分泌を促すには力が必要であること。児は体重減少しているので、退院（明日）に向けては体重増加が必要と説明し、今日一日で退院後母親が一人で授乳できる方法を練習してゆきたいこと、ミルクをあげる必要はないことを伝える。

（助産師へ視線を送る）あ、ほんとですか？

⑩ うん，どうせあげるなら，このおっぱいに貯まっているそれをこの子にあげて，栄養たっぷりだからね　今，これでどのくらい飲めるのか，おっぱいのほぐれ具合を見て，どうするか，考えていきましょう，ママはどうしたい？

もう、全部母乳がいいです。

ああ，そうだよね。

初日に（乳頭保護器）借りているけど…

逆説の接続助詞：保護器は使っていないことを示している

⑪ （乳頭）保護器をね…、ああそうか

助産師が乳頭保護器を使用していないことを肯定することで、本人の意向を表出している

⑫ あれでも使いたくないんですよ、本当は。

使っていないことを肯定している

助産師が肯定したから述べられる内容

そうだよね。直接あげたいよね、もし、それ（乳頭保護器使用）をするんだったら絞って瓶であげたい？

母親の気持ちに「そう」を繰り返して用いている

はい

そうか∴そうなの∴（沈黙3秒）

第6章 結果（事例5）

> そうか。きょう、いろいろやってみましょうか。最終的には直接飲めるようにすることが目標なので

> ああでも、その、哺乳瓶より、保護器を使ったほうがよいのかな？

その後の授乳状況

　直接母乳を試みるが、児の吸啜は長く続かず、次回の授乳時に再度、マッサージ後試みることとなった。

【場面2】

| 前回の授乳後、2時間経過。「児が目覚めたので、授乳したい」と母親より連絡があり助産師と共に訪室する。 | 場面1のあと考えていたこと：違いに気づいていける。熱心で真面目な性格なのであまり数字などは控えようと判断していた |

助産師の言動・観察内容	分析内容	会話の形	分析内容	母親の言動・観察内容

授乳の前に肩の運動、乳房基底部・乳輪部のマッサージをするよう説明した後、順序を口頭で説明しながら母親の行動を観察する

〔助産師の説明―母親の応答〕

「はい」と返答し、上着を脱いで準備を始める

（児を抱いている父を含めて会話）

肩の運動、基底部マッサージ、乳輪部マッサージを行う。乳輪部マッサージ時は苦痛様の表情を浮かべる。

① 少し痛みがほぐれてきた？

〔痛みの質問の変化〕

はい。

《母親の手元に視線》そうですね、滑っちゃったら場所かえて、こういう風（基底部を支える）に持ちながら、そうそう．《数回うなずく》

② 《乳輪部のマッサージを続ける手の動きがゆっくりになるが、手順とおり実施》

もし手を替えたかったら手を替えてもいいですよ：：反対の手で押さえて、外側の手でそうそう．《数回うなずく》

〔合格点を示す「そう」他者の意志的動作に対して肯定的な評価を与える座位で母親より目線が低い（この後姿勢変わらず）〕

うん．

ほら、出てきた、ほぐれてきた，(.)じゃあちょっと私が確認して良いですか？

《逆の手で乳輪部をマッサージすると乳汁がさらに分泌する》

③《母親に代わり乳輪部のマッサージ2分ほど行う》

④《乳計がさらに分泌し、射乳出現》

感覚の変化の確認を促し、母親は触り、変化している感覚を表出する、マッサージの効果を確認し合う

⑤出てきた,出てきた,もう一度やってみて::

⑥全然違う

⑦出てきた,出てきた,すごい,自分でやるのは手加減しながらでよいのよ::この子待っているからお手伝いしちゃったけど、手加減しながらゆっくりで良いので::

⑧ああ,すごい↑,全然違う

⑨すごい↑,もう痛くないですもん,こうやってやるの::

驚きの表現が徐々に増してきている

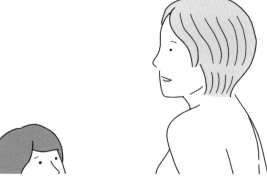

事例5―場面2⑰の様子

分析結果：母親が痛みに対し表情や身体の動きで表現した際に、助産師が代弁することにより辛さを受けとめ、終始母親に視線を向け、うなずきと共に肯定的な評価を続け、痛みの和らぐ方法を呈示し、それを母親Jが実施し受けとめ、痛みが和らぐことで、マッサージに自信を持ち、直接授乳につながる実践が示された。

母親が必要としている支援：乳房緊満痛を表現し、直接授乳をしたいという気持ちを支え、母親が自信をもって育児ができることを目指した支援

● その後の授乳、直接母乳量10gであった

その後の授乳状況

　直接授乳（片方の乳房のみ）で10gほど体重が増加し、その後は授乳前のマッサージを実施しながら、直接授乳を行うという、方向性になった。

5．インタビューデータ（助産師の行為の意図）

[研究者の質問]

> **授乳支援の前に考えていたこと**
> この人産褥3日目で、直接お会いするのは今日初めてだったんですけども、お産の時の様子だったりとか、お産後の様子を、他の方の申し送りでなんとなく聞いていたので、<u>こだわりがある方で、おっぱい、短乳頭なんだけどもおっぱいで頑張りたいとか</u>、そういうことはいろいろお話は聞いてたので、どういったところからアプローチして、もう今日3日目なので、<u>明日おうちに帰って自分でどれぐらいできるようになれるように本人が納得できるように</u>、っていうのを、あれこれ考えたというか、まあ本人と相談しながらやろうかなっていう感じで考えてました。
>
> **実施しながら考えていたこと**
> 他の人と違うかは分からないですけど、ご本人様がおっぱいに対してどう思ってるのかとか、おっぱいだけで頑張りたい、保護器は使いたくない、哺乳瓶も使いたくない。その背景が何なのかまではちょっと今日は分からなかったんですけど、まあとりあえず<u>明日退院に向けて、ご本人は不安が強いと思うので、本人がどうしたいかっていうのを、選択肢というか、これから

どうなっていくのか、どうしたらどうなっていくのかを私が分かる限りお伝えして、で、どういう選択肢があるかをお伝えして、本人がどれを選びたいかっていうのを選べるように。で、じゃあ今日1日でどれをやっていくかっていうのを決められるように、今日1日のスケジュールっていうのが、ご本人の中でなんとなく納得できて、方向性を見つけられるように関わっていったんですけども。私の中では、おっぱいパンパンだったので、きっと直接では量（哺乳量）にならないかなと思って、そのためには直母して、飲めないっていうのを自分で納得できて、その後にメデラ（乳頭保護器）を使ったら飲めるってなったら、それはそれで、それがありかなって私は思ってたんです。まあね、実際のところ、飲めたので。その中でなんかすごく真面目で、10回やってって言ったら10回、すごく真面目っていうのが分かったので、きっとこの人は、たいていの方はやってって言ってもやらない方がほとんどなので。

［真面目と判断したきっかけは？］
自分でやってつらいけど、その次に私がやってほぐしたら、ああ全然違うとか、その違いが自分で、そうそう、あとその乳首の形見てごらんとかっていうのも、これは駄目だとか、やっぱり舌がこうですかとか、すごく研究熱心な感じだったので、もうこの人は自分で、教えてあげれば自分で考えていける人なんだなって分かったので。で、もう直接で10（g）飲めたので。そうね、行き当たりばったりですけど、まあ良かったと思います。

ケアをどのように評価したか
きっとこの日勤で、あと2回か3回くらいは、ほぐすのがあるでしょうから、最後夕方に、朝よりも比べてほぐしやすくなっ

> てる、射乳が出やすくなってる、自分でやる、自信がついてっていうのが今日の日勤で最後にできればいいかなと思って。あとは、排泄（便と尿）出てくれば、このままで、おっぱいだけでいいよっていうふうにいけるといいかなと思ってますけども。

（解釈）

　授乳支援前は、母親Jが母乳育児に対してこだわりがあると理解した上で、母乳育児にこだわる背景に着目し、目前の退院に向けて、減少している新生児の体重を増加傾向にすること、退院してから母親Jが一人で授乳ができるようになることを目指して、本人が授乳方法を決められるように状況や予測、選択肢を伝えていくことを考えていた。実践しながら考えたことは、乳房緊満が強いので直接授乳では量にならないのではないかと予測していた。直接授乳では新生児が母乳を飲めないことを本人が納得できて、その後に乳頭保護器を使って飲めたらそれが良いのではないかという判断をしていた。母乳の分泌量は良く、ミルクを哺乳する必要はないと判断していた。

6．場面分析

　<u>直接母乳の意向が強いが乳房緊満感により痛みを表現しながら乳房マッサージを行う母親への支援として、助産師はどのような実践を行っていたのかに焦点をあてて分析した。</u>

　当初助産師Iは、乳房の状況から直接授乳は難しいと予測していた。しかし、乳房マッサージの支援をする中で、場面1で母親Jがマッサージの方法を質問したことから、真面目な性格であることや乳輪部の柔らかさなどの発言から、自分の体の変化に気づける方であると判断していた。

　場面1では、直接授乳の意向が強いが乳房緊満が強く痛みをもっ

ている母親Jに助産師Iが授乳前の手入れを説明し、母親が応答（手入れを実施）するという会話が構成されていた。この場面で最も注目すべき点は、母親Jが緊満している乳房の手入れを実施し、それにより疼痛を体験している点である。助産師Iは疼痛に対して、「痛いですか？」という確認ではなく、場面1の前半では③「痛いじゃない¿」④「痛いよね？」と確認している。母親Jに確認する前から「痛み」を伴う状況にあることを理解していることを示している。この場面では、本人の表情から推測することが可能であり、助産師Iは母親Jの乳房の緊満感に伴う痛みをこれまでのケア経験や現在の乳房の視診、触診で判断していたと思われる。また、「痛いよね」と何度も繰り返すことは、痛みの有無を確認する目的ではなく、「痛みの理解を示す」ことになっている。実際、助産師Iは場面1の後半で、⑦「痛い、痛い」と母親Jの痛みを代弁している。さらに乳輪部マッサージの最中には、新生児の話題を提供したり、新生児に語りかけるなど、乳房に注目している母親を新生児に向けさせる会話をしている。片側のマッサージを終えた後、母親Jは⑥「全然違う」と痛みを感じながらも、乳房の変化を実感し、肯定的に捉える発言をし、さらにその後、⑧乳房マッサージの方法について具体的に助産師Iに尋ねており、説明―応答という助産師主導の会話から、質問―応答という母親主導の会話に変化している。また、母乳栄養に関する意向については、⑩で自分の意見を述べる前に母親Jの意見を聞いている。その上で⑪乳頭保護器を使用していないことを肯定することにより、⑫母親Jが乳頭保護器を使いたくないという意思を表現することを可能にしている。また、疼痛を伴うことに関して、本人の痛みが緩和されるように、⑨具体的な方法の説明に加え、⑦言葉による痛みの共感や代弁を行っていた。

　場面2では、助産師Iが母親Jの乳房マッサージの手技を確認しながら助言を与え、それに母親Jが対応するという会話で構成され

ている。前回の場面は助産師Iによる説明と応答であったが、この場面の助言は、母親Jの手技を確認しながら行われており、翌日に退院をひかえ、母親Jが1人で授乳を行えるよう自立に向けた関わりが示されている。痛みに対しては①「少し痛みがほぐれてきた?」と表現が変化している。痛みがあることを前提に、マッサージすることで痛みが軽減するという本人の感覚を確認している。最後に前回の授乳時と同様に⑤マッサージ後の乳輪部の様子を確認することを促し、母親Jは、⑥「全然違う」⑧「ああ,すごい↑,全然違う」⑨「すごい、もう痛くないですもん。」と乳房マッサージと乳汁分泌に対する自信を述べている。

　両場面を通じて助産師Iは、母親Jのマッサージに対して「そう、そう」で応答し、同時にうなずいている。この「そう」は合格点を示しており、マッサージに対する肯定的な評価であることがわかる。また、助産師Iは終始、母親Jの前で膝を突いた体勢で、視線は母親Jの顔と乳房に向けていた。

　場面1に続いて場面2でも、マッサージによる変化を再度確認した。

　この事例における「母親が必要としている支援」は、乳頭保護器を使用せず直接授乳をしたいという気持ちを支え、母親Jが自信をもって育児ができることを目指した支援であることが示された。

　以上のことから、<u>事例5では、直接母乳の意向が強いが乳房緊満感により痛みを表現しながら乳房マッサージを行う母親への支援として、助産師Iが痛みを代弁することにより、母親Jの辛さを受けとめ、終始母親Jに視線を向け、うなずきと共に肯定的な評価を続け、痛みの和らぐ方法を提案し、それを母親Jが受けいれ、痛みが和らぐことで、乳汁分泌とマッサージ方法に自信を持つ相互行為が示された。</u>

V．事例6

1．対象者の背景

　助産師Kは、50代前半、助産師経験32年である。母親Lは30代前半の初産婦、妊娠及び分娩経過は異常なく、正期産で男児3302gを出産した。出産直後より授乳を開始し、以後母児同室で過ごしている。両者は初回の対面であった。

2．分析場面

　産褥2日目の昼過ぎと夕方、助産師Kが授乳支援を目的に母親Lの部屋を訪室している場面である。授乳場面の中で助産師Kが母親Lの「必要としている支援」を実践している場面を分析した。

3．前提と分析の焦点

　朝の申し送りでは、「夫が単身赴任先のインドから帰国し、同室していること、児は体重減少率が5.8％である。」と報告があった。新生児の体重減少10％以内は正常範囲とされているが、7％を超えたら授乳の評価やミルクの補足の検討が必要とされ[65]、7％に満たなかったが、生理的な黄疸の増強をみとめた為、同日の午前中より直接母乳に加えてミルクの補足が開始となった。
　乳房の所見と授乳状況に関する詳細の申し送りはされなかったが、母親は母乳栄養を希望しており、乳頭が短めであり乳頭保護器を使用している。左乳頭は乳頭保護器を使用しているが、母親は出来るだけ直接授乳を行いたいという思いで、右乳頭は乳頭保護器を使用

せずに授乳している。また、自立して授乳ができるようになりたいという意向を示していた。そこで、<u>自立して授乳することを希望していたが、ラッチオンが難しい母親への支援として、助産師はどのような実践を行っていたのかに焦点をあてて分析した。</u>

4．観察データ

情報：産褥2日目。30代前半、乳頭短めで乳頭保護器使用中授乳前の訪室時の印象：明るい方。父親同室。昼過ぎの授乳。

授乳前の考え：明るい方という印象から、いろんなことを話しても大丈夫かなと考えた。新生児と接するところをみながら関わることを考えていた。

助産師の言動・観察内容	分析内容	会話の形	分析内容	母親の言動・観察内容
				① 母親が左授乳の準備を開始する。夫が手伝おうとするが「1人で出来ないと::」と断る
② いつもやっているようにまずはやってみましょうか:::《母から1mほど離れて座る》	手を出さず、近くで観察。児の接し方を確認する	母親の質問—助産師の応答	自分の意向を表出する	
				③ 吸いだした::痛い，痛い，ちょっと浅いかな::先っちょだけじゃなく全体に吸わせた方がいいんですよね？
④ ＝そう，そうそう．ママ，よくわかっている．《手を出さず》	肯定的に評価する		よね？：自分の経験に基づいている	
				⑤ そっちじゃない．
⑥ それ！いけ:::				母親が自分で乳房を含ませるが、児の吸啜は続かず
父親から母乳が出ているのかという質問があり、それに返答する				
				⑦ 浅くなった気がする．くわえているけど:::チュッ，チュしてないな？
			な？：自分に言い聞かせている	
⑧《母親に近づいて、左側に座る》ママね，上手くいっている時とそうでない時がすごく良くわかっているから:::	繰り返し肯定的に評価する			

⑨ でも, もっと, 一回離した方がいいですかね？

かね？: 確認の意を交えた質問

⑩ よくわかってる. あれ, ちょっと違うかなって時は入れなおすね. そして抱き方もオッケーよ. しっかり, おっぱい出して 《母親の左手に自分の右手を添えて児の後頭部を支える、自分の左手は母親の乳房を把持する》もう一回いきますよ::《児に乳房を含ませる》

繰り返し評価することで、昨日の体験を引き出す

⑪ 昨日、格闘しまくった

同じ物事を執拗に、延々と続けるさま

⑫ 助産師と共に２度目で児が乳房に吸着する.

⑬ 来た, 来た, 来た, 来た, 痛い！もう既に痛いんですけども、まだ２日ぐらいしかたってない.

⑭ うまく入って最初のね,〈１回２回３回４回５回６回〉ぐらいまではね ちょっとママ真剣に固定(児)してるよね なので, 乳首を自分の口の中に〈呼び込んで, 呼び込んで〉, 上手く入れば赤ちゃんも続けてくれるはず. どう？

母親のラッチオンの感覚を尋ねる. 母親が感覚を出し, 支援を受けとめる

⑮ ＝いい気がする. しっかりくわえているし:::

感覚を尋ねる

感覚を表出する

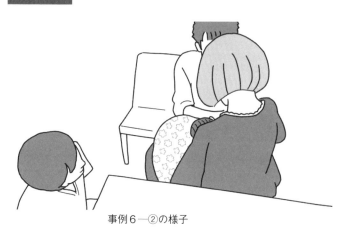

事例６—②の様子

●その後、自力で右の乳房のラッチオンに成功した

分析結果：自立した授乳を目指している母親に助産師は母親のやり方を近くで観察し、母親の介助の必要時のタイミングを「ね」「な」「か」判断し、肯定的評価を繰り返すことで、母親の昨日の体験を表出させ、母親にラッチオンの感覚を尋ね、母親が感覚を表出し、直接授乳を成功させるという実践が示された.

母親が必要としている支援：自立した授乳を目指している母親の直接母乳の気持ちを支える支援

第6章 結果（事例6）

5．インタビューデータ（助産師の行為の意図）

[研究者の質問等]

授乳支援の前に考えていたこと

朝にちょっとお会いしたときに、割と明るい方だと思って。いろんなことをお話ししても大丈夫かな。赤ちゃんと接し方見ながらしよっていう。そしたらあんな感じで割と……。赤ちゃんを怖がらないで、いろいろ抱っこしたりしていたので、1つずつ教えてというかね、助言すればできるのかなと思ったけど、退院して困らないようにね、してあげたいなっていうのが私の中で一番あるので。ちょっと乳頭保護器も使ったけど、使わないでもいけそうかな。

実施しながら考えていたこと

私ね、あんまりあれこれいっぱい言っても、お母さんできないだろうと思って、1授業に1個だけポイント、ワンポイントレッスンじゃないけどっていうのを、1ついつも常に頭には入れていっているので、割とどうやってるかやってみてから入って、あそこも気になる、ここも気になる、ここも気になるけど、これ1つ言おうかなみたいなところで。お母さん、うまくいくときといかないときと分かるっておっしゃってたんで、そうじゃないときは入れ直ししながら深く吸わせてねって。
[そこが多分ポイントだったのですね。最後もう1回確認されていたのですね。赤ちゃんと接することを見ながらやれば、大丈夫だなって思えたその情報は？]
明るさっていうか、私がいろいろそれプラスの情報をカルテから見て、これ、気を付けていかなきゃいけないなとか、こうし

たほうがいいかなっていうのをあんまり求めないでも、その場で1つやり、1つクリア、1つやり、1つ助言って進めながら、やっていけばいいかなと思ったというところで。明るいっていうか、構えて行かなくてもいいかなっていうか。
［逆に構えて行く人っていうのはどういう人ですか、こだわり？］
ちょっとメンタルがある人とか、赤ちゃんちょっと病気があるとかっていう人は、ちょっと心構えじゃないんですけどね。ないっていうかね、その場その場で臨機応変にいこうかなという。行ったらあんな感じになっちゃった（笑）。準備しないもんですから（笑）。

ケアをどのように評価したか

まだね、多分うまくいった、いかないっていうのは彼女の感覚であって、実際うまくいってるかどうかはちょっとまだね、怪しいところがあるので、それはまだ再確認が必要、必要っていう感じですね。この次の授乳のとこら辺は、ポイントとしてはそこの確認が大事な感じですかね。もう1回確認と、ちょっともう一度次行ったら、くわえさせ方もちょっと割とクチャクチャチャーンっていっているので、もうちょっと受けるように大きくいったら乳首を乗せるとか、その辺もう一歩踏み込んでいってもいいのかなっていう。
［ラッチオンのところですね。］
ちょっと大ざっぱな感じ。ドーンってね、いきなり口開いたっていう状態なので。ちょっと、そこ、もうちょっと細かくいかなきゃかなっていう。パパもやってましたから、ああでもないこうでもないってね。今これができてるとこよ、ここができてない理由っていうのはもうちょっとね、しっかり回数重ねなが

第6章　結果（事例6）

ら助言しなきゃいけないかなっていう感じですかね。

（解釈）
　授乳支援前は、明るい方という印象から、いろんなことを話しても大丈夫と考えていた。新生児と接するところをみながら関わることを考えていた。実践しながら考えたことは、退院後、本人が困らないように支援したいと思っていた。乳頭保護器を使用しているが、使用しないでいけそうと判断していた。その方が良い（本人が退院後困らない）のでその方向性で関わり、本人がどのようにやっているかをみてから、1つ助言することを考えていた。母親の訴えから、上手くいかない時の対応は助言すること、新生児と接している姿をみて、あまり怖がらない性格なので臨機応変にしても大丈夫だと判断していた。ケアの評価に関しては、ラッチオンが上手くいっているかは判断が難しい。次回の授乳時に再度確認して、必要な支援を行うことを考えていた。

6．場面分析

　自立して授乳することを希望していたが、ラッチオンが難しい母親への支援として、助産師はどのような実践を行っていたのかに焦点をあてて分析した。
　場面の冒頭では、助産師Kが②いつものようにやりましょうと声をかけ、それに続いて母親Lが右乳房の授乳の体勢つくり、ラッチオンを行っている。助産師Kは授乳支援前の関わりから、母親Lを明るい方と捉え、その場、その場の状況で臨機応変に対応することが可能な対象であると判断していた。冒頭での会話は、母親Lの行為─助産師の評価で成り立ち、助産師Kは母親Lの新生児に接する様子を観察しながら、④「=そう,そうそう.ママ,よくわかって

る」と肯定的な評価を述べていた。さらに中盤では母親の質問─助産師の応答に変化する。ここから助産師Kは母親Lに手を添えてラッチオンを行っていた。インタビュー内容にもあるように「何か１つ助言をする」と決めて関わり、その助言がこの場面の⑩「ちょっと違うかなという時は入れなおす。」であった。終盤では、有効吸着の際には新生児の吸着が持続する旨を説明し、それについて⑭「どう？」と質問し、母親Lは⑮「いい気がする．しっかりくわえているし…」と返答しラッチオンが上手くいったこと、助産師Kの支援を受け入れたことが理解できる。乳頭保護器を使用せずに直接母乳をあげたいという母親Lに対して、ラッチオンをやり直すという助言を与えたことで、助産師Kと協働ではあるが直接授乳が可能になっている。母親Lから質問がされる前に、助産師Kから指摘する方法もあるが、その方法ではなくあえて、母親Lからの発話を待っていた。また、冒頭から中盤、終盤の助産師Kの身体的な位置に注目すると、②冒頭では母親Lの１メートル近く離れたところに座り、⑧の中盤では母親Lの左横に座り、⑩続いて終盤では、母親Lに近づき直接ラッチオンを介助している。この距離感は助産師Kの母親Lへの介入度（冒頭では観察するのみ、母親Lからの質問を待って助言を与え、続いて直接介助するという）に一致している。方法としては、近くで観察し、初めから直接ラッチオンを介助する方法もある。しかし、距離をおくことで母親Lは③⑦にみられるように自分でラッチオンを試行錯誤するという行為が示された。

　助産師Kのインタビューにおいて、行為の直接的な理由は語っていないが、助産師Kは授乳支援前に「退院後に（母親Lが）困らないようにしたい、あれこれいっぱい言っても、お母さんできないだろう」と考えており、助産師Kが最も気になったことではなく、母親Lが最も必要としている助言を探る目的があったと考える。また、母親Lからの自発的な質問を待ったのは、退院後に自分自身で

行うことになる授乳であるため、母親の自主性を重んじた判断であったと考える。場面の冒頭で①母親Lが左乳房の授乳の準備を開始し、夫が手伝おうとしたが「1人で出来ないと‥」と母親Lが断るという行為から母親L自身が自立した授乳を望んでいることが示された。

加えて④に続いて、⑧⑩でも同様に繰り返し肯定的な評価を述べていた。この繰り返しの評価の後に⑪「昨日、格闘しまくった」と母親Lが昨日の状況を述べている。一度だけの評価ではなく、繰り返し評価を述べることにより、母親Lが、「よくわかるように」なった理由を引き出していると理解できる。「格闘しまくった」という言葉から、母親Lの授乳に対する思いの表出にもつながっている。これらのことから、この場面での母親Lが必要としている支援は、授乳の自立を目指した母親Lの意向を支える支援であったことが示された。

その後、左乳房の授乳では直接授乳は難しく乳頭保護器を使用した。しかし、夕方の授乳では右乳頭は乳頭保護器を使用せずに、助産師Kの介助なしで、ラッチオンが可能となっていた。

以上のことから、事例6では、母親Lの授乳の自立を目指した意向を支える支援として、助産師Kは、母親Lがどのような対象であるか全体像を判断して支援に臨んでいた。実践に当たっては、母親Lが退院後困らないように、できるだけ乳頭保護器を使用しないで直接授乳ができることを目標に母親Lの授乳を察しながら、繰り返し肯定的な評価を伝え、母親Lの発話を待つことにより、現在最も必要としている助言を伝え、母親Lが受け入れる相互行為が示された。

VI. 事例9

1. 対象者の背景

　助産師Qは、60代後半、助産師経験40年である。母親Rは20代前半の初産婦、妊娠及び分娩経過は異常なく、正期産で女児3548gを出産した。出産直後より授乳を開始し、以後母児同室で過ごしている。両者は初回の対面であった。

2. 分析場面

　産褥2日目の午前中、助産師Qが授乳支援を目的に母親Rの部屋を訪室している場面である。授乳場面の中で助産師Qが母親Rの「必要としている支援」を実践している場面を分析した。

3. 前提と分析の焦点

　朝の申し送りでは、「(母親Rの)血圧が高めであること、夜間は会陰切開縫合部の創痛を訴えて、2時以降(8時半まで)は児を(新生児室で)預かっていた。乳頭に血泡があり乳頭保護器を使用している。新生児の体重減少率は－7％で、現在の栄養方法はミルク＋直接授乳である」ことが報告された。助産師Qは、乳房所見を確認したうえで、授乳支援に入っている。
　新生児の体重減少率10％以内は正常範囲とされているが、7％を超えたら授乳の評価やミルクの補足の検討が必要とされる[65]こと、夜間は預かっている時間があったため、直接母乳に加えてミルクの補足が開始となっていた。乳頭に血泡があることから、適切な授乳

第6章　結果（事例9）

姿勢とラッチオンの技術に課題のあることが推測されていた。母親Rは20代後半で助産師Qとは、年齢差が開いている。助産師はインタビューの中で、母親の年齢等を考慮して接し方が威圧的にならないように、また、母親の意向を大切にした支援をしたいと考えていた。そこで、年齢が若い母親の授乳姿勢およびラッチオンの手技の獲得に向けて、助産師はどのような実践を行っていたのかに焦点をあてて分析した。

4．観察データ

情報：産褥2日目、20代後半、乳頭保護キャップ使用。吸啜状態が良いか悪いか曖昧、児の体重減少率7％。授乳前：申し送り後、「乳管開口6～7本、昨日より緊満感強い。」を確認する

授乳前の考え：吸啜状況が良いか悪いか曖昧であること、ラウンド時に乳房所見を確認し、ラッチオンの確認、授乳姿勢の確認、新生児の排泄状態を確認したうえでミルク追加の検討することを考えていた。

| 助産師の言動・観察内容 | 分析内容 | 会話の形 | 分析内容 | 母親の言動・観察内容 |

《児を母親に渡して、母親の横抱きをする様子に視線を送る》

助産師の説明―母親の応答

母親はベッド上に端座位になり授乳クッションを膝に置き、児を助産師から受け左横抱きにする。

① 結構：ママ,上手だね::お伝えすることはあまりないかな¿::《と児の体を支える》

かな：自分への問い

② 児を左乳房の近くに引き寄せる

③ お顔だけちょっと、横向きの感じがするので,［ママのおへそ,［赤ちゃんのおへそが向かい合う感じに,抱くといいかな¿::［::うん］

かな：疑問の意、心配している

③⑤ くだけた表現で助言を呈示
④ 理解し受けとめる

④ ［ああ::［体ごと?（.）］はい.

発話の重なり
ああ：その情報が知らない
⇒知ったに変化

⑤《児の口元を確認する授乳クッションを母親の腹部に引き寄せる》せっかくだから、このクッションを動かすか,みたいな[:::,よし！はい！

みたいな：婉曲的な表現

⑥ ［うんhhh

発話の重なり

どうでしょうか?ピタッといっていますでしょうか:::《児の口元に目線を向け、口元がみえる様に手を乳房に添える》

107

《目線は児の口元》

（中略）

うん,(.)大丈夫だね:[:

[うん

上手,上手::

（中略）

⑦ 上手,上手,手もすごく上手にここ(母の腕を前腕を擦りながら)に乗っけているし,ここ「(腕を指し)楽でしょ?

質問:応答＝ケアの評価

⑧ [うん,楽です《助産師と目を合わせる》

そう:前述した内容を肯定

⑨ 自分で力が入らないような感じ::おうち帰ってこういう(クッション)のないかもしれないから[::

⑦で評価したことに続けて、⑨退院後の状況を語り、⑩関心を示し、⑪の助言につながった

⑩ [そうなんですよね::

⑪ ね::そしたら,クッションでも何もいいから,枕でも[::

⑪ MWは途中で文章を終了する
⑫ 母親は途中の文章を引き継いで文章を完成させる

⑫ [上手く支えて::

途中で文章を終了

引き継いで文章を完成

⑬ =そうそう.

分析結果：若い母親が助言を受け入れやすいように、「かな」など表現を工夫し、助言も最後まで語らず、途中で文章を終了し、母親に引き継いで、母親が語る相互行為が示された。

母親が必要としている支援：母親に見合った方法で助産師の助言を受ける支援

5．インタビューデータ（助産師の行為の意図）

［研究者の質問］

> **授乳支援の前に考えていたこと**
> たまたま今日行ったときも、もう授乳風景見てしまったので。この人はある程度マスターできているから、そんなに、うん、そこそこの助言で、一応確認をして、ちょっと不足分をしてあげればいいかなぐらいの感じで。
> *［どういう確認ですか。］*
> ちゃんとしっかり吸啜、吸着ができているか。血泡ができているとか、できてないとかいう話があったので、浅吸いになっていないかどうかとか。一応、授乳姿勢とか、力が入ってないとか、そういう感じのクッションの使い方とか。それは全然ぎごちなくはやってなかったので、リラックスしてやってたから、そこら辺はマスターできてるなと思った。あと、吸い方のところ辺が、ちゃんとしっかり深くというところを確認すればいいかなっていうぐらいの感じだったんです。あと、おっぱいの張り方と、分泌のあれで、ちょっとマイナス7％なので、それは足したほうがいいのか、そこそこおっぱいで、そんなミルク足さなくていいのかというところを、ちょっと。そこら辺を確認して、ちょっと追加するかどうか、母乳だけを、もうちょっと母乳重視で回数増やしてもらったほうがいいのかとか、そこら辺のところですかね。
> *［関わり方で考えていたことは？］*
> 多少年齢層。これが10代だったら、やっぱりもうちょっと10代の子に合ったような言葉遣いしているかもしれない。もっと「だよね」みたいな。それに助産師が上から的にものを言うの

ではなく、母親のレベルに合わせるっていったらおかしいんですけど、そういうところはあるかもしれない。

実施しながら考えていたこと
一応確認させていただいたら、乳頭保護器の使い方が、多分こちらの説明が十分じゃなかったのかなと思うんですけど、結構開いているほうを下にしてた。私が教わった中では、抜けているほうを鼻に来るようにという話だったので。それで、皆さんにお伝えしているんだけど、お鼻のところが開いているとこに来るようにキャップを当てるといいよといって。逆だったので、そこをちょっと修正させていただいたのと。うまく吸ってるんだけど、浅吸いの原因は、若干下向き。赤ちゃんの顎が下向きになっていること。あと、そう、ちょっと平行。私はいつもママたちに説明するのは、ただ上向きっていっても、ママが納得しないといけないので、いつも自分のジェスチャー的にやるんです。ていうのは、だから、いつもペットボトルを自分たちが飲むときは、必ずこうやって飲むよねって。赤ちゃんも、ママの乳首に対してこうじゃなく、こう飲みたいんだよって。そうすると顎がこういうふうに大きく開くでしょうっていうところを、必ず私のルーティン的に説明しているんですけど、そこをきょうお伝えしたのと。こうやって、このほうが赤ちゃんは顎、そうすると深く吸えるしっていう話をいつも大体させてもらっている、浅吸いの人はね。で、そこで修正して。ちょっと若干赤ちゃんは上向きで、顔だけこうしてたのね。こっち上げてたけど、赤ちゃんの体が若干こうじゃなく、ちょっと斜めでお顔はママのほう向いてるんだけど、こういう感じかな、ね。こう真っすぐこうじゃなくて、体とこうじゃなく。

　［ちょっと捻れていたんですね？］

ちょっとこういう感じだったので、もう少し向かい合うように抱いたほうがいいよっていうところの、あとちょっと深くお尻から抱くほうがママも楽だと思うよというところに修正させてもらって。で……。
［血泡はありましたか？］
そうそう、だから、こういう感じでこうだから、ちょっと浅くなるとか。だから、少し向かい合うようにしたほうがいいよというのと、少し顎をちょっと上げたほうがいいよっていうところで。乳輪の見え加減は、何となく。まあ、加減的には、それなりに吸ってるのね。見た目は。だけど、この姿勢的にはちょっとあれかな、浅いかなって。私はあと、顎の動かし方を必ずどこで見極めるか、赤ちゃんがしっかり吸えているかどうかっていうのを、顎の動きでママたちに伝えています。顎が、吸えてないときは、必ずお口のこの顎が小さい、動かしが小さい。しっかり吸えていると、大きく動いて、そのうち何回かに1回は、飲み込む仕草が出てくるって。それを必ず伝えて。あとは、場合によっては、ママに吸われ感の違いを確認しています。で、「どう」って、「今まで吸われていた感じと、赤ちゃんが大きく動かして今吸っているけれども、そのときの吸われ感ってどう。ママ的にはどう」って言うと、「なんか、今のほうが吸われている感じがする」とかって言うと、「そうでしょう」って言って。そのときは、だから、吸われ感が弱いときは浅い。「お口の動かしが小さいときは浅いから、そういうときは、その位置で頑張らないで一回外して、しっかり深く吸わせるといいよ」とか。そういう感じでお伝えしているんです。
［そう言ったときに、どんな反応してましたか。］
でも、「そうね」っていう感じ。ちょっと分かった感じはしましたよね。

ケアをどのように評価したか

（授乳前に乳房所見を確認したところ）そこそこ張ってきて、まだ初乳までいかないんですけど、6〜7本開いてて、ただ続かないんですけど、開いてきてたのと。まだ2日なので、（乳汁分泌が）まだ続かない。たらりたらりぐらいだけど、でも明らかに、本人的には、昨日より出てる、張り感があるっていう感じだったので。あとは、（新生児の）排泄。私は必ず排泄の回数見るので。ハルン（尿）が今のところ2回出てて、コート（便）が4回出てたんです。夜中から日にちが変わってて。ママ的にも、きょうはたっぷり出てるって言ってたので、じゃ、ミルク、昨日は（摂取量）50（cc）で、きょうは40。で、私が行ったときまでで50飲んでたんですけど。きょうの日付が変わってトータル50で。前のあれからもつながりもあると思うんですけど、なので、ママも（乳房）張ってきたし、まだ2日目だけど、（新生児の体重減少率）マイナス7％だから、もうちょっとおっぱい頑張ってもらって、まだミルク足さなくてもいいのかなと。これが8％とかになったら、ちょっと足してこうかってなるんですけど、7％だから、ちょっとママのおっぱいが張ってきてるし、その分泌状況を見ながらここで調整していいのかなと思って、ママも頑張りたいという希望があるから、じゃあちょっと様子見てみましょうという感じで、おっぱいその分回数増やそうかという形です。そういう感じでした。授乳方法のところだけ確認するような感じですね。ミルク足すとか、足さないとか。あとはママの意向に沿って。こちらのあれを押し付けるんじゃなくて、ママがやりたい。でもやっぱり頑張ってもらっているけど、やっぱりちょっとおしっこの出が悪くなってきているのか、午後から出てないねといったら、やっぱり出が悪いので、ちょっと一回足そうかって、体重減る

> といけないからという感じで、ママの（意向で）足してもいいですとなったら、足してという感じですかね。

（解釈）

　授乳支援の前は、乳頭保護器を使用して、吸啜状態が良いか悪いか曖昧であること、児の体重減少率－7％であることに注目していた。ラウンド時に「乳管開口6～7本、昨日より緊満感強い。」を確認し、ラッチオンの確認、授乳姿勢の確認、新生児の排泄状態を確認したうえでミルク追加を検討することを考えていた。

　実践しながら考えたことは、乳頭保護器の装着向きが逆だったこと、児の顎が下向きになっていたので、血泡があることも踏まえて、それを修正する必要があると判断し、支援した。乳頭保護器を使用して有効吸啜出来ていると判断していた。ミルクを補足するか否かに関しては、乳汁の分泌も増加し、新生児の排泄も良好であったこと、母親がそのことを理解していること、母親がミルクを足さず次も母乳で行いたいという意向を踏まえて、補足せずに授乳の回数を増やすことで良いと判断していた。ケアの評価に関しては、母親の反応から授乳姿勢については、理解できたと判断していた。今後は母親と相談しながら、新生児の体重を考慮して授乳方法や栄養方法を検討してゆくことが必要であると判断していた。さらに母親の年齢等を考慮して接し方が威圧的にならないようにまた、母親の意向を大切にした支援をしたいと考えていた。

6．場面分析

　年齢が若い母親の授乳姿勢およびラッチオンの手技の獲得に向けて、助産師はどのような実践を行っていたのかに焦点をあてて分析した。

場面1の冒頭では、授乳支援の前に考えていた授乳姿勢を母親Rに視線を送りながら確認している。その上で、児の体勢のつくり方について助言を与えている。助産師Qの助言の発話の終了部に注目した。①「お伝えすることはあまりないかな¿::」や③「抱くといいかな¿::」と語尾に「かな」を用いる発話になっている。前の「かな」は伝えるという動詞の連体形についているため、助産師Qが自分自身に問いかけたりする意味を示している。後の「かな」は、心配する気持ちを込めた疑問の意を表していると考える[70]。また、⑤「せっかくだから、このクッションを動かすか,みたいな」と婉曲的な表現で発話している。助産師Qは助言を与えるために発話しているのは明らかである。「○○のように抱いた方が良い。」ではなく、「抱くといいかな¿::」と発話した理由を考えると、インタビューの中で「こっちが上からものを言うんじゃなくて、その人のレベルに合わせるっていったらおかしいんですけど、そういうところはあるかもしれない。」と述べていたことから、母親Rの年齢をふまえて、威圧的にならない発話を工夫していたと考える。その結果、母親Rは④「ああ::体ごと?」と返答している。この「ああ」は情報の受け取りと、その情報に関して知らない状態から知っている状態になった変化を示している[71]。助産師Qの説明を理解したうえで「体ごと?」と再確認を行っていることから、助産師Qの助言が受け入れられたことが理解できる。また、助産師Qの助言に対して、④⑥で発話に重ねる形で返答している。発話の重なりは、ラポート（波長が合う、共感が持てる、信頼感が持てる、温かさを感じる）が生じる影響要因であるとされている。助産師Qの相手に合った表現がきっかけとなって、発話の重なり（ラポート）が生じ、助産師Qの助言を受け入れたことが理解できる。
　さらに、⑦「上手,上手,手もすごく上手にここ（母の腕を前腕を擦りながら）に乗っけているし、ここ［（腕を指し）楽でしょ?」と

上手な理由を説明し、母親も⑧「[うん,楽です《助産師と目を合わせる》]」同意し、適切な授乳姿勢が取れたことを評価し合っている。続いて、⑨「自分で力が入らないような感じ::おうち帰ったら,こういう（クッション）のないかもしれないから[::]」と述べると、母親Rは助産師Qの語尾に重ねて、⑩「[そうなんですよね::]」と興味を示している。それに対応して助産師Qは、⑪「ね::そしたら,クッションでも何でもいいから,枕でも[::]」と自宅に戻ってからの授乳姿勢の方法を助言するが文章を途中で終了し、母親Rは引き継いで、⑫「[上手く支えて::::]」と「何でもいいから、うまく支える」という、文章を完成させる。適切な授乳姿勢の評価理由を具体的に説明することにより、退院後の状況についても提示することで、母親Rの関心が導き出され、「楽なように上手く支えること」の重要性を教示できたと理解できる。

　この場面での母親Rが必要としている支援として、母親Rに見合った方法で助産師Qの助言を受ける支援であることが示された。

　以上により、事例9では、母親Qが自分自身に見合った方法で助産師Qの助言を受ける支援として、助産師Qは、支援前から母親Rの年齢から接し方を母親Rに合わせようと考えていた。児への接し方を観察し、血泡の原因を児の体勢にあると判断し、支援をしていた。支援の方法は対象に合わせて、「かな」を使用し威圧的にならないような工夫や助言も最後まで語らず、途中で文章を終了し、母親Rに引き継いで、母親Rが語り助言を受け入れ、適切な授乳姿勢を獲得する相互行為が示された。

Ⅶ．分析結果の概観（156ページ～の資料2を参照）

　10事例の分析結果より、産褥早期の授乳場面において「母親が必要としている支援」を成し遂げるための助産ケア技術の特徴が明らかになった。

（1）支援の目標は、母親自身が自信を持ち、成長できることであると設定する。
（2）母親と新生児の対象像を捉えて、支援の方向性を定める。
（3）母親と関わりながら対象像を変化させ、具体的な支援方法は相互の関わりの中で決める。
（4）母親の身体的な苦痛や思いをその表情や身体動作から察して代弁、身体接触しながら、苦痛や思いを共感する。
（5）沈黙をつくり、低い体勢や距離を取ることにより、母親の発言や質問を引き出す。
（6）否定的な表現を用いず、肯定的な表現や婉曲的な表現で授乳手技の評価や助言を伝え、母親との関係性を構築し、母親を傷つけない配慮をする。
（7）授乳方法に関しては、母親の身体感覚に基づいた方法で教示する。
（8）母親の意向に沿った支援を提供する。
（9）支援の評価は、支援の目標に照らして母親と新生児の状態や状況から判断する。

第7章　考察

Ⅰ.「母親が必要としている支援」を成し遂げるための助産ケア技術

　産褥早期の母親への助産師の授乳場面の観察を行い、「母親が必要としている支援」を成し遂げるための助産ケア技術がどのように実践されているのかを分析した結果、助産ケア技術の特徴が明らかになった。

1.「母親と新生児の対象像を捉えて、支援の方向性を決める」「母親と関わりながら対象像を変化させ、具体的な支援方法は相互の関わりの中で決める」

　産褥早期の授乳支援の目的は、授乳手技の獲得であり、10事例すべてにおいて適切な授乳姿勢やラッチオンの手技の獲得に向けた支援が行われていた。まず助産師は授乳場面に入る前に、母親の特徴を推測し、どのような姿勢で関わるかを決めていたが、どのような支援方法とするかは、決めていなかった。事例3は、分娩時の産痛の反応や産後の鎮痛剤の服用などの情報から、「痛みに弱い人と予想し、様子を見て手を出すか、見守るか考えたい」と判断し、事例5は母乳意向が強いという情報から「こだわりのある人。その背景は不明だが、児への関わり方を観察して考えたい」としており、実際の母親の反応に合わせて支援を実施していた。Benner[72]は、優秀な実践家が持つ能力は、状況の中に身をおき、状況との対話を続け、状況を読み取り、反応に基づく実践を行う（患者の状況の変化やニードに柔軟に対応する）ことであると述べている。授乳支援前に助産師が具体的な支援方法を決めず、母親の様子や児への関わり方をみて考えたいと述べていたことは、Bennerが述べている反応に基づく実践を示していると考える。

第7章　考察

2．「否定的な表現を用いず、肯定的な表現や婉曲的な表現で授乳手技の評価や助言を伝え、母親との関係性を構築し、母親を傷つけない配慮をする」
「沈黙をつくり、低い体勢や距離を取ることにより、母親の発言や質問を引き出す」

　事例1場面1では、助産師が今後の予測される児の状況について、文章を途中で終了することで、母親がその文章を受け取り、母親の疑問が表出するという行為が示された。助産師が直接助言をするという方法を取らず、婉曲的な方法を用いているケア技術が示された。また、沈黙をつくり、低い体勢や距離を取ることにより、母親の発言や質問を引き出していた。

　このケア技術に関して助産師Aはインタビューの中で、母親Bへの授乳支援の目標は、母親Bが自宅に戻ってから自分で実践できることと述べ、援助の評価についても母親Bが理解できたり、実践できることとしている。Mercer[4]は母親役割の獲得過程において、自分なりの育児のやり方を模索することの重要性を述べている。助産師Aが沈黙をつくり、母親Bの発話を待つという行為は、母親Bに自分の育児について模索する機会を与える行為となっている。また、事例1場面2では、助産師が自分自身の経験について、母親の経験を推し計り、笑いを交えて語ることで、母親が否定的な感情を伴う経験を表出するという相互行為が示された。中沢[73]は、産褥早期の母親を対象とした調査において、母親の訴えとして「聞きたいことや言いたいことがあってもなかなか言えない」ことを報告している。本研究においても、前述した母親Bの様子から、母親Bが、疑問を表出し確認することを躊躇していることが示されており、「母親の表現しにくいニーズ」があったと考える。実際、助産師Aに母親Bは疑問を表出し確認することによって、納得した様子が示され、安心した表情が観察された。従って、婉曲的な方法で助言し、母親の

発話を持つ支援方法により、母親Bの母親役割の獲得過程が促進されたと考える。

　事例3と事例6から母親に対応する際、否定的な表現を用いないケア技術が示された。事例3を例にとると、助産師Eは母親が身体的な苦痛を表現した際には、それを受けとめ、さらに母親の身体の捻りに（時計に視線を送り）続いて助産師に視線を送る行為から、授乳を一時やめて時間を空けることを判断したが、その際母親の痛みを会話の俎上にあげていない。そして、母親Fも助産師Eの対応から自分の状況を理解してもらったと受けとめ、それに同意する相互行為が示されていた。この場面の授乳の中断は、一見すると母親Fの後陣痛が強いことが理由であると理解できる。この場面においては、「痛いみたいだけど、このまま続けて大丈夫？」や「痛いみたいだから、この辺で授乳をやめましょうか？」と尋ねる方法もあるが、助産師Eは母親の身体的な理由を述べず、新生児の状況を理由にしている。助産師Eはインタビューの中でこの行為の意図を述べていない。氏家[74]は、産褥早期の母親は、精神的にも不安定な時期であり、自己概念が傷つきやすいと述べていることから、身体的な理由を述べなかったという行為は、母親の自信の喪失を避けることを意図した支援だったと考える。

　事例9では若い母親が助言を受け入れやすいように、断定的表現を用いず、「……かな」など表現を工夫し、助言も最後まで語らず、途中で文章を終了し、母親Rに引き継いで、母親Rが「体ごと？」と再確認を語る相互行為が示された。また、助産師Qの助言に対して母親Rは重複して発話していた。発話の重複は、事例1で述べたようにラポート（波長が合う、共感が持てる、信頼感が持てる、温かさを感じ合うといった感情）[56]が生じていることが理解できる。

　助産師Qは行為の意図を述べていなかったが、研究者の「関わり方で気を付けていた点はないか」という質問に対し、「助産師が

上から的にものを言うのではなく、母親のレベルに合わせる。そういうところがあるかもしれない。」と語っている。助産師Qは、40年という助産師経験を持っており、日頃の実践において意識せず自然にこのケア技術が実践できていると思われた。この場面で、母親Rが助産師Qの助言を受け入れたのは、発話の重なりから母親Rが助産師に信頼感や温かさを感じていたことも要因の一つであることが推測された。

Mantha[75]は、産褥早期の母親を対象に支援の必要性をインタビューした結果、「授乳時の助産師からのプレッシャー」を表現したと報告している。この報告では、プレッシャーの内容は不明であるが、授乳時に助産師が断定的な表現を用いることは、母親にプレッシャーを与える行為となることが考えられた。助産師Qが行ったように、母親が受け入れやすい表現方法で助言するケア技術は母親にプレッシャーを与えない支援であったと考える。

3.「授乳方法に関しては、母親の身体感覚に基づいた方法で教示する」
「支援の評価は、支援の目標に照らして母親と新生児の状態や状況から判断する」

事例2は母親の身体感覚に基づき授乳方法を教示する関わりであり、10事例のうち6事例で同様のケア技術が示された。事例2を例に取ると、適切なラッチオンについて、助産師が児の吸着状況に対する観察を通して一方的に評価するのではなく、母親の感覚を問い、尋ね、それへの応答を待って評価している。授乳の成功を、母親の感覚の表出にもとづいて印しつけていくことにより、適切なラッチオンの感覚について、母親と助産師が共通理解することを可能にしていると考える。この相互行為を作りあげることによって、助産師は母親に対して適切な授乳時の感覚を教示していたと考える。

この行為の意図は、インタビューでは述べられていないが、事例5、事例6の助産師は、「母親が自信をもって育児ができるように支援したい」と述べており、授乳感覚を確認し教示することは、「自信をもって育児ができる」という母親が必要としているニーズへの支援を示していると考える。この助産ケア技術は研究者が実施した先行研究と同様の結果であった[44]。

4.「母親の身体的な苦痛や思いをその表情や身体動作から察して代弁、身体接触しながら、苦痛や思いを共感する」
　「母親の意向に沿った支援を提供する」
　「支援の目標は、母親自身が自信を持ち、成長できることであると設定する」

　事例5では、直接母乳の意向が強いが乳房緊満感により痛みを表現しながら乳房マッサージを行う母親Jに対して、助産師Iは、代弁することで、その辛さを受けとめ、終始母親の傍らに身をおき、視線を向け、うなずきと共に肯定的な評価を続け、痛みの和らぐ方法を呈示している。母親Jは、助産師Iに呈示された方法を実施し、痛みが和らぐことで、マッサージに自信を持ち、直接授乳につながる相互行為が示された。また、助産師Iが母親Jに終始視線を送り続けていたことは、母親Jに注目していることを示していた。また、うなずきと共に合格点を示す「そう」を用いて肯定的な評価を述べ続けていた。この行為の意図について、助産師Iはインタビューで述べていないが、「母親が自信をもって育児ができることを目指し、本人が望む育児ができるように支援したいと考えていた」ことから、助産師Iの行為は、母親Jが育児に自信を持つことを目指していたと考える。

　Beake[24]は、産褥早期の母親のケア体験として「助産師は授乳に問題がないか（自分を）見守ることから始めたことに感謝する。す

ぐに実践可能な助言を与えてくれた。」と報告しており、母親の傍らに身を置き、肯定的な表現でうなずく行為を含む、母親の意向に沿った支援を提供する助産ケア技術は、母親を見守る行為であったと考える。

(総括)

今回分析した10事例におけるすべての場面で、助産師は母親との相互行為の中で、母親が必要としている支援は何か、どのような方法で支援すればよいのかを考えながら実践していた。石井[76]は、入院中の母親4名を対象に、授乳場面における助産師と母親との相互作用について参加観察法を用いて調査し、効果的な相互作用には母親の思いと助産師の意図が釣り合うことの必要性を確認している。

今回の10例は、母親の思いと支援された内容が一致しており、母親の反応とその後の経過より肯定的な評価が確認できた(8例)ことから「母親が必要としている支援」が提供されていたと判断した。しかし、インタビューにおいては、ほとんどの助産師は行為の意図を述べられておらず、このケア技術が経験に基づき身についたものであり、意識下で統合されて実践されたものではないことが推察された。

今回、明らかとなった助産ケア技術は、「支援の目標は、母親自身が自信を持ち、成長できることであると設定する。母親と新生児の対象像を捉えて、支援の方向性を定める。母親と関わりながら対象像を変化させ、具体的な支援方法は相互の関わりの中で決める。母親の身体的な苦痛や思いをその表情や身体動作から察して代弁、身体接触しながら、苦痛や思いを共感する。沈黙をつくり、低い体勢や距離を取ることにより、母親の発言や質問を引き出す。否定的な表現を用いず、肯定的な表現や婉曲的な表現で授乳手技の評価や助言を伝え、母親との関係性を構築し、母親を傷つけない配慮をす

る。授乳方法に関しては、母親の身体感覚に基づいた方法で教示する。母親の意向に沿った支援を提供する。支援の評価は、支援の目標に照らして母親と新生児の状態や状況から判断する。」という内容であり、支援前から支援中および支援後までの母親と助産師との相互行為のプロセスが示された。

　Page[13]は、「助産師には母親を中心にして（centered women）個々のニーズを満たすことが求められており、母親の個々のニーズを敏感に捉え、母親と良い人間関係を構築する能力が必要である」と述べている。先行研究では、助産師の能力については、概念レベルの表現にとどまっているが、本研究においては、「助産師の能力は助産ケア技術として描かれる必要がある」との考えのもと、人々の様々な出来事を記述し、何が起こっているのかわかりやすいものにすることを目的とした「エスノメソドロジー的相互行為分析」を手法に取り入れることで、当たり前に行われている助産師の母親への支援のプロセスを明示することが可能となったと考える。

Ⅱ．エスノメソドロジー的相互行為分析を手法として用いる意義

　授乳場面の相互行為は、刻々と変化する中で新生児および母親の身体的側面のみならず、心理社会的側面をふまえた助産師の専門的判断に基づいている。このような助産ケアの特徴は、「共感的に寄り添うケア」と言われ、抽象的なレベルでの表現に限られてきた。そのため、ケア技術の伝承に課題を持っている。今回、助産師と母親の相互行為のプロセスを注意深く観察し分析することで、助産師と母親とがどのようにやり取りを行っていたのかを記述することが可能となった。

　今回研究手法として用いたエスノメソドロジー的相互行為分析は、日常的に用いている方法を解明するものであり、外から眺めるのではなく、日常が創りだされる具体的な出会いの中に潜み込み、その現場をじっくりと見つめることと表現[77]されている。西阪ら[78]は、「医療場面での相互行為の展開は、医療専門家の方針だけに依存しているわけではない」ことを明らかにし、医療の相互行為が専門家主導で展開するように見えても患者や妊婦は様々な形で専門家との交渉に参加し、そのことが相互行為の結果（診断、治療方針など）に影響していることを示唆している。さらに医療コミュニケーション分野の研究家である藤崎[79]は、エスノメソドロジー的相互行為分析について、自らの実践を振り返る有力な道具になり、そこから現場を見直す手がかりが得られると述べている。しかし、西阪の研究は当事者の行為の意図を確認していないため、実際にどのように診断や治療方針に影響していたかは明らかにしていない。本研究においては、助産ケア技術を「支援を提供するためのプロセスである」と捉え、提供する過程での助産師の考えは行為と密接に結びついていると推測し、観察に加えてインタビューを行うことで助産師の行

為の意図を確認した。その結果、対象助産師のほとんどが行為の意図を、意識に上らせていないことが明らかになった。Benner[26]は、「達人の看護師は膨大な経験を積んでいるので、一つの状況を直感的に把握して、正確な問題領域に的を絞る」と述べている。対象助産師は、クリニカルラダーのレベルⅢ以上の設定であり、達人と呼ばれる熟達者も含んでいることから、この助産ケア技術が経験に基づき身についたものであり、状況を直感的に把握して、助産ケア技術を提供したことが推察された。

　助産ケア技術は「母親に寄り添う」と抽象的に表現され、伝承することが難しい状況である。Benner[26]は、臨床実践能力の向上のためには、経験豊富な熟達者の経験知を伝承することが必要であり、そのためには、見えにくいノウハウを目に見えるものにする重要性を述べている。実践の場面を丁寧に記述することは、助産師と母親との間で繰り広げられる様々な相互行為を明らかにし、今まで説明がされてこなかった実践の様相を描くことで、助産師教育への応用や助産師の実践能力の向上に貢献できると考える。

第 8 章 結論

第8章 結論

　10事例15場面を分析した結果、「母親が必要としている支援」を成し遂げるための助産ケア技術の特徴が明らかになった。

（1）支援の目標は、母親自身が自信を持ち、成長できることであると設定する。

（2）母親と新生児の対象像を捉えて、支援の方向性を定める。

（3）母親と関わりながら対象像を変化させ、具体的な支援方法は相互の関わりの中で決める。

（4）母親の身体的な苦痛や思いをその表情や身体動作から察して代弁、身体接触しながら、苦痛や思いを共感する。

（5）沈黙をつくり、低い体勢や距離を取ることにより、母親の発言や質問を引き出す。

（6）否定的な表現を用いず、肯定的な表現や婉曲的な表現で授乳手技の評価や助言を伝え、母親との関係性を構築し、母親を傷つけない配慮をする。

（7）授乳方法に関しては、母親の身体感覚に基づいた方法で教示する。

（8）母親の意向に沿った支援を提供する。

（9）支援の評価は、支援の目標に照らして母親と新生児の状態や状況から判断する。

第 9 章　研究の限界と課題

第9章　研究の限界と課題

　今回の研究は、10組の助産師と母親による事例15場面の分析であったことから、導き出した助産ケア技術は、助産師が日々実践しているケア技術の一部を提示したに過ぎない。

　今後は対象数を増やすことにより共通性を明らかにすること、さらに実践場面の分析を重ね、助産ケア技術を実証的に明らかにすることで、助産ケア技術の特性を導き出すことが必要だと考える。さらに対象となった助産師のインタビューから、助産ケア技術が、意識下で統合されて実践されたものではないことが推察され、助産ケア技術を伝承するためには、母親役割獲得過程を基盤に理論的な枠組みで整理していくことが必要だと考える。

あとがき

あとがき

　産科病棟で助産師として働いていたある日のこと、高年初産の褥婦Ａさんが母子ともに実母さんに付き添われて退院した。私はその褥婦さんのケアに責任を持つ立場で関わっていた。退院日のＡさんは表情が暗く疲れ果てた様子であった。退院時の見送りの際に実母さんは「もっと、きめ細やかなケアをして欲しかった。」と激しい口調で訴えた。私は心臓をえぐられる様な衝撃を感じ、声を出せず頭を下げるのが精いっぱいだった。助産師を目指していたころは、「女性や家族にきめ細やかなケアを提供したい。」と強く思っていたのに、「自分は何をしているのだろう？」と自身に問いかけしばらく呆然としていた。

　その時の私は年間1,500件を超える分娩ケアに加えハイリスクの妊産婦さんへの対応に追われ、出産を終えた女性へのケアを疎かにしていたのだ。でもそれは言い訳にしかならなかった。ほどなくして助産師としてもう一度学びなおすことを決意し、大学院へ進学を決めた。

　私に進むべき道を示してくれたのは、ケアの対象者である女性とその家族の方々であるといっても過言ではない。あの時、疲れ果てた姿で退院する娘を見るに見かねて、思いを伝えてくださったＡさんの実母にお会いすることは、難しいだろうがこの場を借りて、お詫びを申し上げたい。

　この研究を終えて、現在も同じテーマで研究に取り組んでいる。研究成果を助産師の基礎教育に生かしたいと思っているが道は容易ではない。助産師として助産学の研究者として「きめ細やかなケア」を提供できることに貢献するべく歩んでゆきたい。

文　献

1 ）日本産科婦人科学会編：産科婦人科用語集・用語解説集改訂第3版，196，日本産婦人科学会，2013．
2 ）前原邦江：産褥期の母親役割獲得過程―母子相互作用の経験を通して母親役割の自信を獲得していくプロセス―，日本母性看護学会誌，5（1）：31-37，2005．
3 ）下見千恵，田丸　政男，竹中　和子，他：妊娠期から産褥期における唾液中sIgAの変化に関する縦断的研究　経腟分娩と帝王切開分娩による違いに焦点を当てて：日本助産学会誌，22（2）：170-179，2008．
4 ）Mercer, R.T.: Nursing support of the process of becoming a mother. Journal of Obstetric & Neonatal Nursing, 35 (5): 649-651，2006．
5 ）森臨太郎，森享子：周産期のメンタルヘルスについて，助産雑誌，69（12）：1028-1035，2015．
6 ）吉田敬子，山下洋，鈴宮寛子：妊娠・出産・育児に関わるメンタルヘルスケアの現状と課題，精神医学，58（2）：103-113，2016．
7 ）藤岡奈美，亀埼明子，河本恵理他：初産婦が産褥早期に育児困難感を抱く要因―出産後から5日間の短期縦断調査より―，母性衛生，54（4），563-570，2014．
8 ）Klaus, M., Kennel, J., Klaus, P.／竹内徹　訳：親と子のきずなはどうつくられるか，131，医学書院，2001．
9 ）中沢恵美子，森恵美，坂上明子：35歳以上で初めて出産した女性の産後入院中における母親としての経験，日本母性看護学会誌，13（1）：17-24，2013．
10）近藤桂子：初産婦の母児同室における不安とニーズについて，日本ウーマンズヘルス学会，12（1）：78-88，2013．
11）氏家達夫：親になるプロセス，46，金子書房，1996．

12) Robbie E. Davis-Floyd: The Technological Model of Birth. Journal of American Folklore, 100; 479-495, 1987.
13) Page, L.／鈴井江三子監訳：新助産学 実践における科学と感性, iv, メディカ出版, 2002.
14) Bryar, R.: Theory for Midwifery practice. Macmillan, London, 1995.
15) Kitzinger, S.: Homebirth; the essential guide to giving birth outside of the hospital. Canada, Dorling Kindersley, 1991.
16) Wiedenbach, E.／外口玉子, 池田明子訳：臨床看護の本質 患者援助の技術, 54, 現代社, 1984.
17) 戸田律子：女性が求める妊娠・出産・産後のケアに関する研究, 平成13年度厚生労働省 子ども家庭総合研究「助産所における安全で快適な妊娠・出産環境の確保に関する研究」www.aiiku.or.jp/~doc/houkoku/h13/h1340106.pdf（平成28年1月15日アクセス）
18) 嶋澤恭子, 宮本広子, 寺村あすか他：女性の望む助産ケアに関する調査 院内助産所でのケアを考える, 滋賀母性衛生学会誌, 9（1）：69-74, 2009.
19) Mantha, S., Davies, M., Moyer, A., Crowe, K.: Providing responsive nursing care. MCN, 33(5): 307-314, 2008.
20) Razurel, C., Bruchon, Schweitzer, M., Dupanloup, A., Epiney, M.: Stressful events, social support and coping strategies of primiparous women during the postpartum period: a qualitative study. Midwifery, 27: 237-242, 2011.
21) Slomian, J., Emonts, P., Vigneron, L., Reginster, J. Oumourgh, M., Bruyère, O.: Identifying maternal needs following childbirth: A qualitative study among mothers, fathers and professionals. BMC Pregnancy and Childbirth, 17

(213), 2017.

22) Rudman, A., Waldenström, U. Critical views on postpartum care expressed by new mothers. BMC health services research, 7 (178), 2007.
http://www.biomedcentral.com/1472-6963/7/178
（2016年3月31日アクセス）

23) Rubin, R.／新藤幸恵，後藤桂子訳：ルヴァ・ルービン母性論 母性の主観的体験，128-139，医学書院，1997.

24) Beake, S., McCourt, C., Bick, D.: Women's views of hospital and community-based postnatal care: the good, the bad and the indifferent. Evidence Based Midwifery, 3: 80-86, 2005.

25) Tricas, J., Gimenez, R., Tauste, A.: Satisfaction with pregnancy and birth services: The quality of maternity care services as experienced by women. Midwifery, 27: e231-e237, 2011.

26) Benner, P.／井部俊子監訳：ベナー看護論　新訳版　初心者から達人へ，1-10，医学書院，2005.

27) Schmied, V., Cooke, M., Gutwein, R., Steinlein, E., Homer, C.: Time to listen; Strategies to improve hospital-based postnatal care. Women and Birth, 21: 99-105, 2008.

28) Rayner, A., Forster, D., McLachlan, H., Yelland, J., Davey, M.: A state-wide review of hospital postnatal care in Victoria, Australia; The views and experiences of midwives. Midwifery, 24: 310-320, 2008.

29) Rayner, A., McLachlan, H., Peters, L., Forster, D.: Care providers' views and experiences of postnatal care in private hospitals in Victoria, Australia. Midwifery, 29:

622-627, 2013.

30) 櫻井雅代, 舟島なをみ, 吉富美佐江：個別性のある看護に関する研究　看護実践場面における看護師行動に焦点を当てて, 看護教育学研究, 17（1）：36-49, 2008.

31) 相楽有美, 舟島なをみ, 中山登志子：身体侵襲を伴う診療場面の看護師行動解明―診療場面における看護師役割の成文化―, 看護教育学研究, 21（1）：41-56, 2012.

32) 服部美香, 舟島なをみ：問題解決場面における看護師―クライエント間相互行為パターンの解明―, 看護教育学研究, 21（1）：9-24, 2012.

33) 石井ともみ, 島袋香子, 緒方真由子：母乳育児を行う母親に対する授乳指導の検討　母親と助産師の相互作用に影響する要因の分析から, 北里看護学誌, 10（1）：1-8, 2008.

34) 村井佐知子, 島袋香子：授乳指導における初産婦・看護者間コミュニケーションの特徴　産褥1日目のコミュニケーション行動の観察から, 北里看護学誌, 16（1）：1-8, 2014.

35) 家高洋：看護研究における実践に関する知識の基本的な枠組み, 看護研究, 49（3）, 212-224, 2016.

36) Roter, L., Larson, S.: The Roter interaction analysis system: utility and flexibility for analysis of medical interactions. Patient Education and Counseling, 46: 243-251, 2002.

37) Roter, L., Larson, S.: The Relationship Between Residents' and Attending Physicians' Communication During Primary Care Visits: An Illustrative Use of the Roter Interaction Analysis System. Health Communication, 13 (1): 33-48, 2001.

38) 出石万希子, 豊田久美子, 平英美, 他：看護師―患者間のコ

ミュニケーションに関する研究―RIASによる会話分析―，日本保健医療行動科学会年報，26：142-157，2011.

39）出石万希子，豊田久美子，平英美，他：疾患別にみた初対面時の看護師―患者間情緒的コミュニケーションの特徴―RIASを用いた会話分析（第2報），日本保健医療行動科学会年報，27：240-253，2003.

40）藤崎和彦，橋本英樹：医療コミュニケーション―実証研究への多面的アプローチ―，53-82，篠原出版新社，2009.

41）Garfinkel, H.: Studies in Ethnomethodology. Englewood-Cliff, Prentice-Hall, 1967.

42）Sacks, H.:"Sociological Description."Berkeley Journal of Sociology, 8:1-16, 1963.

43）和智志げみ，浦野茂，永見桂子：疲労の表出をめぐる相互行為の組織方法について―助産師の母子ケア場面のエスノメソドロジー的分析―，日本看護科学学会学術集会講演集，561，2011.

44）和智志げみ，浦野茂，永見桂子：授乳支援場面における助産師と母親の相互行為―エスノメソドロジーによる分析―，母性衛生，55（4）：700-710，2015.

45）西阪仰：分散する身体―エスノメソドロジー的相互行為分析の展開―，37-42，勁草書房，2008.

46）西阪仰，草野薫，須永将史，他：共感の技法　福島県における足湯ボランティアの会話分析，勁草書房，2013.

47）日本産科婦人科学会編：産科婦人科用語集・用語解説集改訂第3版，日本産婦人科学会，196，2013.

48）村本淳子，高橋真理編：周産期ナーシング，170，ヌーヴェルヒロカワ，2000.

49）前田泰樹，水川喜文，岡田光弘編：エスノメソドロジー　人び

との実践から学ぶ，261-262，新曜社，2007．

50) 小山幸代，片井美菜子，千葉京子他：認知症高齢者の生活行動を引き出すコミュニケーションの特徴―エスノメソドロジー研究による相互作用の分析から―，日本早期認知症学会誌，8（2）：78-87，2015．

51) 日本看護協会：助産実践能力習熟段階（クリニカルラダー）活用ガイド，日本看護協会出版会，2013．

52) 今津ひとみ，加藤尚美編：母性看護学2　産褥・新生児，21，医歯薬出版株式会社，2006．

53) 前田泰樹：特集　経験を記述する　現象学と質的研究　経験の編成を記述する，看護研究，45（4）：313-323，2012．

54) 西村ユミ，前田泰樹：特集　経験を記述する　現象学と質的研究　時間経験と協働実践の編成―急性期病棟の看護に注目して，看護研究，45（4）：388-399，2012．

55) 西阪仰，高木智世，川島理恵：女性医療の会話分析，29，文化書房博文社，2008．

56) 定延利之編：「うん」と「そう」の言語学．「うん」と「そう」に意味はあるか，92-93，ひつじ書房，2002．

57) Lerner, G.: Assisted Storytelling. Deploying shared knowledge as a practical matter. Qualitative Sociology, 15 (3): 247-271, 1992.

58) 佐々木倫子：会話スタイルとラポート　日英・若い女性の座談例から，国立国語研究所報告107　研究報告集15，251-286，1994．

59) 西阪仰，高木智世，川島理恵：女性医療の会話分析，116-117，文化書房博文社，2008．

60) 串田秀也，平本毅，林真：会話分析入門，62-64，勁草書房，2017．

61) Hayano, K.:"Claiming epistemic primacy: Yo-marked Assessments in Japanese"In Stivers, Mondata & Steesig (eds.) "Morality of Knowledge in Conversation", Cambridge University Press, 58-81, 2011.
62) 定延利之編，串田秀也：「うん」と「そう」の言語学．会話の中の「うん」と「そう」―話者性の交渉と関わりで―，25，ひつじ書房，2002.
63) 定延利之編：「うん」と「そう」の言語学．「うん」と「そう」に意味はあるか，78-81，ひつじ書房，2002.
64) NPO法人日本ラクテーション・コンサルタント協会編集：母乳育児支援スタンダード，176，医学書院，2012.
65) NPO法人日本ラクテーション・コンサルタント協会編集：母乳育児支援スタンダード，201，医学書院，2012.
66) NPO法人日本ラクテーション・コンサルタント協会編集：母乳育児支援スタンダード，169，医学書院，2012.
67) 横尾京子編集：助産師基礎教育テキスト　産褥期のケア新生児期・乳児期のケア，39，日本看護協会出版会，2014.
68) 氏家達夫：親になるプロセス，226，金子書房，1996.
69) 串田秀也，平本毅，林真：会話分析入門，308，勁草書房，2017.
70) デジタル大辞泉，小学館
71) Heritage, J. Maynard, D.／川島理恵，樫田美雄，岡田光弘，他訳：診療場面のコミュニケーション　会話分析からわかること，45，勁草書房，2015.
72) Benner, P.／井上智子監訳：ベナー看護ケアの臨床知　行動しつつ考えること，19，医学書院，2005.
73) 中沢恵美子，森恵美，坂上明子：35歳以上で初めて出産した女性の産後入院中における母親としての経験，日本母性看

護学会誌，13（1）：17-24，2013.
74) 氏家達夫：親になるプロセス，226，金子書房，1996.
75) Mantha, S., Davies, M., Moyer, A., Crowe, K.: Providing responsive nursing care. MCN, 33 (5) 307-314, 2008.
76) 石井ともみ，島袋香子，緒方真由子：母乳育児を行う母親に対する授乳指導の検討 母親と助産師の相互作用に影響する要因の分析から，北里看護学誌，10（1）：1-8，2008.
77) 西阪仰，高木智世，川島理恵：女性医療の会話分析，15-36，文化書房博文社，2008
78) 西阪仰，高木智世，川島理恵：女性医療の会話分析，123-248，文化書房博文社，2008.
79) 藤崎和彦，橋本英樹：医療コミュニケーション―実証研究への多面的アプローチ―，83-100，篠原出版新社，2009.

資　料

資料1．事例4の観察データ

情報：産褥1日目、30代前半、母児共に経過は良好である

授乳前の考え母親の意向を確認していた、母親の児への関わり方を観察してどの程度支援が必要か判断して、支援することを考えていた

| 助産師の言動・観察内容 | 分析内容 | 会話の形 | 分析内容 | 母親の言動・観察内容 |

児の抱き方について、口頭で説明する。（観察できず）

児を支える位置など一つ一つ説明しなくても、自然に触れたり、抱き上げたりの動作がスムーズ

児に乳房を含ませるタイミングを説明しながら、母親の手技を確認している

母親は助産師の説明に続くように授乳体勢を作り、児に乳房を含ませようとするが外れる

助産師の説明―母親の応答

手で支える位置をもうちょっと下げてもらっていいかも《母の手にそっと触れる。その後、理由を説明する》

首を縦に振り、頭を支えている手を児の背部にずらす

① ちょっとあげてみますね::《母親の手に自分の手を添えて、説明しながら乳房をふくませるタイミングを計る》

② 《うなずきながら、児の口元をみている 児が泣く》お腹すいたのね¿

③ ＝お腹すいたのね¿そうそう，オッケー::

④ 児が乳頭に吸着する

児が乳房に吸着する。乳房にあごが密着している、音がしない、口唇が外側に向いている

⑤ ほっぺがしっかりおっぱいについているかなってみてあげて:ほっぺとあごがしっかりおっぱいについていますね¿上手です．

⑥ ＝うなずく

⑦ グイグイ、来てますか？

⑦ 母親の感覚を尋ねる
⑧ 母親が感覚を表出する

⑧ ＝うん、来てますね

資　料

分析結果：母乳栄養の意向に沿って、まず母親の児への接し方を観察し、どの程度支援が必要か判断していた。ラッチオンの手技を獲得することをめざし、母親の感覚を問い尋ね、それへの応答を待って評価し、母親の感覚表出にもとづいてしるしつけることにより、適切なラッチオンの感覚を母親に教示するという実践が示された。

| 母親が必要としている支援 | ：適切なラッチオンの感覚が実感できること |

資料２．事例７の観察データ

情報：産褥１日目、20代前半、妊娠中（外来で）：若くて素っ気ない感じ。少し（母親になれるか）心配していた。申し送り：上手に授乳しているが、授乳の仕方が自己流。授乳前の関わり：両方の乳頭の痛みを訴えている。

授乳前の考え：妊娠中（外来で）の若くて素っ気ない感じを受け、少し（母親になれるか）心配していた。乳頭痛があるためラッチオンの修正が必要ではないかと考えていた。

| 助産師の言動・観察内容 | 分析内容 | 会話の形 | 分析内容 | 母親の言動・観察内容 |

授乳時の児の抱き方赤ちゃんを乳房に含ませる方法を説明しながら、母親に手を添えて実施する。

助産師の説明→母親の応答

助産師の説明にうなずきながら、児（啼泣中）を横抱きし、左乳房に含ませる。児が自ら乳房を含む。

① 指を添えて児の口元を確認している

乳輪が見えていて、児の口唇がやや内向き、音はしていない

② 児が吸い始めたら離さないこと呈示、助産師も受けとめる

③ ああそうか…

母親の児への気持ちを受けとめて、ラッチオンの修正をせず

② 一回吸ったら離さないんだよね…

④ ＝乳輪の周りのここ（指を指して）まで、口がいくといいんだけど、でも、すごいね．

⑤ [吸いたいときは＿自分で[来る感じ．

⑤ 吸い始めも児が主導であることを提示

⑥ [うん、うん　[自分で来る？

⑥ 繰り返す：受けとめる

⑦ ＝《とうなずく》

沈黙5秒

⑧ 下の顎がおっぱいにしっかりくっつく感じ—鼻もおっぱいにくっつく感じで：：：

助言に反応なし

⑨ ＝はい．《とうなずく》

⑨ はい：前述の発話内容を肯定しているが‥興味は示さず

＝寝た？

沈黙5秒

h寝たhhhh

⑩ 痛くないですか？

児が吸啜を再度始める

＝少し．でもにじんでました-さっき見たらね¿

⑪ ＝全然大丈夫です．出てんのかな？

「しっかり吸い付いたので、こっちの手（左手）で赤ちゃんを支えてもらって大丈夫かもしれない。」と母の左手を児の後頭部に誘導する。

母親が首を回す

話題を変換する．授乳についての話題から外れる．授乳手技に関する支援を必要としていないことが理解できる

児のくしゃみについての質問

分析結果：吸啜が浅めと判断しているが、母の児への関わりの様子を見て、この場面では母親にここまで吸わせた方が良いとだけ伝え、児が自ら吸い付くことや一度吸い始めると離さないという母親の訴えを肯定的に受けとめ授乳を続けている。

母親が必要としている支援：授乳手技よりも母親の児への思いを大切にする支援

資　料

資料3．事例8の観察データ

情報：産褥2日目、20代後半、妊娠中は、周囲の友人と比べて乳汁が出ていないことを気にしていた。申し送りで、本人の訴えとして「乳汁がやっと出始めて嬉しい」と。扁平乳頭で乳頭保護器を使用している。

授乳前の考え：自分にマイナスのイメージ、自信がないのではないかと判断していた。そこで、本人が自分の体の変化に気づけるように関わること、授乳が一人で出来ているか確認し、出来ているところはみとめて自信につなげていくことを考えていた。

| 助産師の言動・観察内容 | 分析内容 | 会話の形 | 分析内容 | 母親の言動・観察内容 |

乳頭保護キャップ使用し、有効吸啜を確認　　助産師の説明―母親の応答　　乳輪部は隠れているが、児の吸啜の音有

① 何か気になることはないかと尋ねる

②「早朝、右側の乳房の硬さと痛みに気づかず、体熱感の自覚で体温測定をしたが、結果平熱で疑問に思った」と語る

　　思った：過去形

③ 〉そうそう〈,おっぱいがね::張ってきたからね[::

④ [う::ん

（中略）

⑤ 〈°これからいっぱい出るように[なるからね°::〉　　これから：今後、将来をしめす語

[う::ん

⑥ もう,吸ってくれるだけでもうれしい.

（沈黙2秒）

⑦ =う::ん.(.)今度ね,¥量になってくるからね¥↑[hhhこれからね↑[hhh　　今度：近い未来を示す語

⑧ [うん.[うん

⑨ =出ないから:おなか空いているんだな::と思って,それで泣きやまないと(0.5)ちょっと(.)悲し[いっていうか)

　　悲しい：現在形

⑩ [悲しくなっちゃう？

（沈黙2.5秒）

⑪ =う::ん.

⑫ =〈まだね[::きょうで2日目だから〉hhh,ね↑

まだ:日数が少ししか経っていないことを示す語

⑬ 現在の乳房の状態は正常であること、頻回に授乳することで分泌が増えるが児に必要な量になるまでには少し時間がかかることを説明する。

⑤⑦⑫ 母親は現在の状況を語る—②⑥⑨ 助産師は将来のことを語る

["う::ん".

⑦⑫⑮ 笑いを交えて語る笑えることと呈示

⑭ 小刻みにうなずきながら聞く

⑮ ゆっくりと(.)h[hhh,飲ませていきましょう。

ましょう:「ます」の未来形

⑯ [((深くうなずく))

沈黙3秒

⑰ =)こっち(右乳房)出るようになってきたもんね<::少しね::

母乳分泌が増しているという呈示に笑顔で応答

=う::ん.《笑顔》

分析結果:母親の発話を待ち助言を与えた。母親は現在のことを語り、助産師は未来(今後を予測)のことを笑いを交えて語り、乳汁の増加の説明に対し、母親が笑顔で応答していた。

母親が必要としている支援 : 母乳分泌に不安を抱く母親が自分の変化に気づき希望をもつ支援

資料4.事例10—1の観察データ

情報:産褥1日目、30代前半、児 2560g、乳房緊満なし、乳汁分泌良好である

授乳前の考え:授乳支援前には、座位にて授乳するのは初めてなので基本的な授乳手技をおさえることを考えていた。

| 助産師の言動・観察内容 | →分析内容← | 会話の形 | →分析内容 | 母親の言動・観察内容 |

右利きですか?
《母親の胸元へ新生児を近づける》
とりあえずこっち(左)にしてみる¿
① [お腹とお腹が[向き合う感じ::
[そう,そう,そう

助産師の助言—母親の応答

右利きです
② [お腹とお腹::《児の体勢をつくる《左の乳房を含ませる準備、新生児が胸元に来る》["頭洗ってもらって良かったね↑"

同時に体勢を作る

資料

で頭の後ろを[::::(右手で)支えます《母親の右手に手を添える》

　　　　　　　　　　　　　　　　　　　　　　　　　　[もって:::

それで、こっち(左手)でおっぱい支えます。《自身の左手を自身の乳房の下に付け、視線は母親へ向ける》

　　　　　　　　　　　　　　　　　　《新生児から助産師の胸元に視線を移す

　　　　　　　　　　　　　　　　　　《左手の親指と中指で左の乳房を支える》

なるべくね::そうね,広め(指と指の幅)に取ったほうがいいからね::《指を置く位置を示す》そう,そう,そう,そんな感じ

　　　　　　　　　　　　　　　　　　　　　《2本指で乳輪近くを支える》

そうなんだけど::支えるのは広めに取っておいたほうがいい。ちゃんと乳首が出ているのでね、こうやって吸うと《児に乳房を含ませる》,手が邪魔に[なる．

> ああ：情報がない状態からある状態への変化

　　　　　　　　　　　　　　　　　　　　　　　　　　[あああ:::

③《左手で児の後頭部の母の右手の上から支え、右手で乳房を支えて児を乳房に含ませる》˚よ::いっしょ::˚《手を離し児の口唇部を指さす

　　　　　　　　　　　　④《乳輪部に視線を移す》あ,ほんとだ:::結構入ってますね．[↑じゃあ,黒いのが見えなくなる[くらいまで．

[そうなんです．[˚見えなくなるくらい《深くうなずく》

> じゃあ(接続詞)：前の事柄を受けて後の事柄が起こることを示す

意外にこうやって(口唇と乳房)くっ付いても,鼻の下こうやって,空気通れるのわかります？

　　　　　　　　　　　　　　　　　　　　　　　　　わかります．

⑤=なんか::苦しそうかな(.)と思うけど,意外に大丈夫なんです．

　　　　　　　　　　　　　　　　　　　　　　　ああ:::そうなんだ:::

(沈黙4秒)

　　　　　　　　　　　⑥結構ぐっと[押して[いいんですね::[に「お：なるほど‥

[うん！[思っている以上[に::[引き寄せて大丈夫．

=うん,やっぱり先だけだと,結構痛かったりするんですよね:

　　　　　　　　　　　　　　　　　　確かにこれだとあまり痛くないですね¿

> 母親自ら感覚を表出する

153

資料5．事例10―2の観察データ

```
場面1の続き授乳開始     助産師の助言
から5分経過          ―母親の応答
```

場面①後の考え：根拠も含めて丁寧に説明することによって、その後自分で考えて行えるのではないかと判断してた。

《児の口元に視線を送る》　　　　[hhhhhh
そうですね：：：まあ：ちょっと様子見(.)てだけどね：：

《児の口元に視線》出てないのに，[よくこう吸ってますよね¿と明日ぐらいに出ますか？

3日4日は出ないんですよね¿

う：：：ん，そう．(2.0)まあ，明日ぐらいからジワジワ出てくれるとうれしいなっていう感じで．(30.)よく手で刺激したりとかってあるんですけど，それよりは，赤ちゃんが吸ってくれるんだったら，どんどん吸ってもらうのが一番の刺激になるので[：：

ああ，そう゛なんですか：゛

＝ただ，やっぱりちっちゃいので，〉さっきも言ったように〈，省エネモードになりやすいので[：：吸うのも《右手で児の吸啜を示す》，すごい力必要なんですよ[：：

[ええ，ええ．
[ああ，そうなんですか：：

（中略）

長く吸わないのは，まあしょうがないと思って：：大きくなってくると，結構長く吸ってくれたりもします．

① あとは：：授乳の座ってのポイントとしては，赤ちゃんに自分が近づくと，《前屈みになる》[すごい，つらくなってくるんです．

主語を自分で語る

吸うのも力，いるんですね：：
頑張っているんだ：：：すごいね：：

（中略）

② ああ，[《背筋を伸ばす》疲れちゃうの¿

① 助産師が自分を主語で前屈みの辛さを語る
② 母親は理解をしめし体勢を変化させる

ああ：情報を知らない状態から知った状態なったことを示している姿勢を変化させる

③ ＝そう，そう，だから：：自分がどしっと構えて，そこにクッションなり[：：ここにタオルなり[：：をやってあげると楽だと思う．

資料

④ [うん，うん[うん，うん．

沈黙2秒

⑤ ここに∷
《サイドテーブルの脚に母親の左足をのせる》

⑥ あ，ありがとうございます

沈黙18秒

⑦《児の口元を覗き込む》

《児の息を吐く音》

や：驚いたときやふいに気づいたときに発する語

⑧ や∷今までで一番吸いやすそうです．

▶その後‥児の黄疸の値が治療の基準値を上回ったため，同日の午後，2次病院へ児のみ搬送になる．

分析結果：母親が自分で考えて育児することをめざし，助産師が自分を主語にして，前屈みの体勢がきついことを呈示し，母親は前屈みの姿勢から正しい姿勢に変化させ，その後具体的な方法を呈示し，母親は児が吸いやすそうと授乳姿勢を評価する相互行為が示された．

母親が必要としている支援：母親が自ら考えて育児を行うことに向けた支援

資料２．「母親が必要としている支援」を成し遂げるための助産ケア技術 （本文記載）

事例１　産褥１日目　３回目

申し送りの情報		母親：30代前半、良乳頭、乳汁分泌良好 助産師：50代前半、経験年数20年	
前の授乳支援の考え		授乳支援前に、妊娠期および分娩期の様子から、母親を素直で、前向きな性格、ナチュラル志向、自然体な女性であると捉え、出産後の育児もスムーズに移行できると予測していた。	
観察内容	母の行為（児の様子）	【場面1】うんで返答する⑦欲しがるときにもうあげちゃって(.)いい《上目遣い》[°ですか°?《うなずく》⑬何時間おきとかじゃな( )[°くていい?°	【場面2】⑥[思う?○○さん,本当ですか?hhh⑧hhhhhhhh《天井を見上げて笑う》[う::ん[°う:ん°[はい,はい⑫[°昨日そう°⑬＝昨日ちょっとそうでした〈なんか〉9時くらいまで居てくれて:[:
	助産師の行為	①ね）生まれてすぐ泣いたしね〈元気だったし::⑤＝結構落ち着いて[.hいるんですけ[ど↑:⑥＝ずっとね,hお利口さん(.)だと↑[ね,まあ,）助かるんです〈けど¿＝やっぱりどん欲に::う::ん.⑫(2.5)《A助産師は立位から腰を下げる体勢へ》⑭[〉はい,はい.《素早く数回うずく》	⑤だってこ::こんな仕事してても¿　なんか,また泣いたって[思うhh　また泣いた::　⑦もう泣きの暴力だわ,これって::[=いやほんとね,やっぱ泣かれる[と::なんか自分が「悪いような:⑪＝気がして:::あの:なんか責められているっていうか,う:::[ん
インタビュー内容	助産師の行為の意図	授乳手技に関しては支援の必要性はないと判断している。さらに自宅に戻ってから順調に育児ができることを目標に、今後授乳が頻回になることから、楽な方法を自分で探していけることが必要という理由から、助産師自身から指示することをひかえ、授乳が頻回になることを強調して伝える方法を考えていた。	新生児の様子の想像と現実との乖離が、不安につながる可能性がある」と推測していた。その乖離を埋めることを目的に、助産師自身が経験を語る判断をしていた。
	助産師の思い	母親が試行錯誤して自分の方法（育児）でできることを目指して、基本的なところと楽な方法を提案したいと考えていた。	
相互行為		肯定的な表現で母親に安心感を与える。「けど」を用いた否定的な表現を使って今後の状況を伝えながら、母児に視線を送り続ける。続いて⑥と最後まで語らず発話を終える。体勢を変え、母親が考える機会を与え、発話を促した。母親は助産師から引き継いだ文章を完成させるべく、自分の疑問を表出する。助産師はそれを肯定的に受けとめるという相互行為が示された。	助産師が自身の経験に笑いを交えて語り、「笑えること」と提示する。母親は笑いを交えて返答し、自分の発話を重ねることでラポートが生じる。母親自身の経験を「うん」「そう」ではかりながら、語りを続ける。その後、母親が経験を表出するという相互行為が示された。
必要としている支援		否定的な感情を伴う体験の表出することを促す支援	母親が疑問を表出することを促す支援
他の相互行為			

資料

事例2　産褥1日目　初対面

<table>
<tr><td colspan="2" rowspan="2">申し送りの情報</td><td colspan="2">母親：30代前半、児が嘔気・嘔吐しているため、ビタミンK2の投与がまだであること。母親の体調は問題ない。良乳頭、乳汁分泌良好</td></tr>
<tr><td colspan="2">助産師：40代後半、経験年数23年</td></tr>
<tr><td colspan="2">前の授乳支援の考え</td><td colspan="2">本格的な授乳はこれからなので基本的な授乳手技をおさえ、母親の児の扱いをみて器用か不器用かを確認しながら、どこまで手を出すか考えながら実施することを考えていた。</td></tr>
<tr><td rowspan="2">観察内容</td><td>母の行為（児の様子）</td><td>【場面1】児を抱いたときの雰囲気や向きをかえる時の様子がぎこちなさがなく, スムーズである ②助産師と共にラッチオンを行う ④［う：［うぉ::: うぉ:::］⑥そんなに¿ ⑩わ, 強い ⑫ふ:::ん, ⑭へ::::.</td><td>【場面2】②=若干⑤吸啜の音 ⑦こんなに深く吸わせるんだ:::⑨［違いますね</td></tr>
<tr><td>助産師の行為</td><td>①母の手と自分の手を重ね、ラッチオンを介助する ③゜う::[:ん゜よ［いっしょ！［入ったかな？入ったかな？⑤今,吸われて痛いです？⑦＝そんなに痛くない？⑧＝そんなに. ⑨児の口元と乳房に視線向ける（4.0）⑪うん,うまい.上手.今割と良いところに入っていると思うんですね・⑬適切な時の感覚とそうでない時の感覚を説明</td><td>①ちょっと痛いかな¿ ③乳房を覗き込む ⑤痛そう, (乳首を外す) ⑥助産師の介助でラッチオンする ⑧やっているうちになんとなく感覚的に［:::</td></tr>
<tr><td rowspan="2">インタビュー内容</td><td>助産師の行為の意図</td><td>母が器用そうだと判断し、必要な所だけをサポートしようと判断していた。</td><td>母親の意向に沿った支援をしたいと考えていた。</td></tr>
<tr><td>助産師の思い</td><td colspan="2">母親の意向に沿った支援をしたいと考えていた。</td></tr>
<tr><td colspan="2">相互行為</td><td colspan="2">適切なラッチオンは、助産師の判断だけでなく、母親の感覚を尋ね、その応答を待って評価し、児の口元に視線を向け、沈黙をつくることで、さらに母親の感覚が表出、その感覚表出にもとづいてしるしつけていくことにより、適切なラッチオン時の感覚を教示するという相互行為が示された。</td></tr>
<tr><td colspan="2">必要としている支援</td><td colspan="2">適切なラッチオンの感覚が実感できることを目指した支援</td></tr>
<tr><td colspan="2">他の相互行為</td><td colspan="2"></td></tr>
</table>

事例3　産褥2日目　初対面

<table>
<tr><td rowspan="2">申し送りの情報</td><td>母親：30代前半、体重20kg増加。Ⅲ型乳房で両乳頭も短く乳頭保護器を使用、乳汁分泌増加、児の体重減少率－8.6％、後陣痛あり鎮痛剤を服用している</td></tr>
<tr><td>助産師：40代前半、経験年数20年</td></tr>
<tr><td>前の考え 授乳支援</td><td colspan="2">分娩時の様子や申し送りから、痛みに弱く、自分に甘い性格と想像していた。母親がどの程度、授乳の体勢つくりができるか確認しながら、その状況で手を出すか見守るか考えながら実施することを考えていた。</td></tr>
</table>

観察内容		【場面1：9時半過ぎ】	【場面2：11時】
	母の行為（児の様子）	②椅子に腰かけ授乳クッションを膝の上におき助産師をみる④児を抱き寄せる⑥児が覚醒せず⑧今じゃないのか⑪0時以降の授乳回数0回、ミルクの補足なし⑬ミルクを補足する	①乳頭保護キャップを使用しラッチオンする③痛い⑤乳首が⑦傾眠傾向で吸啜続かず⑧お腹が痛くなってきた⑪身体を捻り、左上の時計に向け、つづいて助産師の顔をみる⑬助産師の言葉に重ねて、素早く首をふる。
	助産師の行為	①授乳をしましょうと声をかける③児を抱き上げ母の元へ移動⑤児の後頭部の母の手に自分の手を添えて介助⑦刺激するが覚醒せず⑨今じゃないのかな？::::そろそろ飲んで欲しい⑩昨日から今までの授乳の様子を尋ねる⑫ミルクの補足を提案	②いい感じに吸いつきましたね④お腹が痛い感じ？⑥乳首が痛い感じね⑩なかなか吸い付かないね⑫抱っこされたら気持ちよくなっちゃったね。きっとね。また少し時間をおいてみましょうか。
インタビュー内容	助産師の行為の意図	新生児の状況を踏まえてミルク哺乳を決定する。母親の手技をみて支援が必要と判断していた。自分で授乳体勢は作れず、手技の支援が必要と判断していた。	
	助産師の思い	母親の意向に沿った支援をしたいを考えていた。	
相互行為		母親が身体的な苦痛を表現した際には、それを受けとめ、さらに母親の身体の捻り（時計に視線を送り）続いて助産師に視線を送る行為から、授乳を一時やめて時間を空けることを判断したが、その際母親の痛みを会話の俎上にあげていない。そして、母親Fも助産師Eの対応から自分の状況を理解してもらったと受けとめ、それに同意する相互行為が示されていた。	
必要としている支援		身体的苦痛を表現している母親が傷つかないことを考慮した支援	
他の相互行為			

資 料

事例4　産褥1日目　初対面

申し送りの情報	母親：30代前半 母児共に経過は良好である 助産師：30代後半、経験年数8年
授乳支援前の考え	母親の意向を確認していた「母乳栄養の意向あり」母親の児への関わり方を観察してどの程度支援が必要か判断していた。
観察内容　母の行為（児の様子）	②うなずきながら児の口元をみる④児が吸啜する⑥＝うなずく⑧＝うん、来てますね．
観察内容　助産師の行為	①ちょっとあげてみますね《介助する》③そうそう、オッケー⑤ほっぺがしっかりおっぱいについているかなってみてあげて：ほっぺとあごがしっかりおっぱいについていますね¿上手です．⑦グイグイ、来てますか？
インタビュー内容　助産師の行為の意図	母親は器用なので見守りで良いと判断していた。
インタビュー内容　助産師の思い	母親の意向に沿った支援をしたいと考えていた。
相互行為	ラッチオンが有効か否かは、助産師の判断だけでなく、母親の感覚を尋ねることにより、教示するという相互行為が示された。
必要としている支援	授乳において適切なラッチオンの感覚の修得に向けた支援（事例2と類似）
他の相互行為	新生児の反応に対する応答性の習得に向けては、助産師が児に声をかけて教示し、母親の反応を待っていた

事例5　産褥3日目　初対面

申し送りの情報	母親：20代前半、実姉生後8Mの子ども有、乳房緊満あり、乳汁分泌増加していた
	助産師：40代後半、経験年数20年
前の考え授乳支援	「こだわりのある方」その背景は不明、母親の児への関わり方を観察して支援方法を考えていた。

観察内容	母の行為（児の様子）	【場面1】①眉間にしわを寄せて乳輪部のマッサージを行う③マッサージ後「全然違います」左⇒右⑤はーとため息をつく⑦具体的な手技への質問	【場面2】⑩手技がゆっくりになる⑭全然違う⑯ああ、すごい全然違う⑰すごい、もう痛くないですもん、そうやっていやると・・
	助産師の行為	②「痛いよね」「赤ちゃんがハムハムする力で出るように・・」④片側の乳房との違いを確認することを促す⑥ため息をつく母親をみて「痛い、痛い」と。⑧「UFOキャッチャーみたいに」	⑩母親の代わりにマッサージ⑫射乳⑬母親へ交替を促す⑮自分でやるのは手加減しながらゆっくりで良い

インタビュー内容	助産師の行為の意図	違いに気づいていける。熱心で真面目な性格なのであまり数字などは控えようと判断していた。
	助産師の思い	母親が自信をもって育児をはできることを目指し、本人が望む育児ができるように支援したいと考えていた。

相互行為	母親が痛みに対し表情や身体の動きで表現した際に、助産師が代弁することにより受け取り、終始母親に視線を向け、うなずきと共に肯定的な評価を続け、痛みの和らぐ方法を呈示し、それを母親Jが実践し受けとめ、痛みが和らぐことで、マッサージに自信を持ち、直接授乳につながる相互行為が示された。

必要としている支援	乳房緊満痛を表現し、直接授乳をしたいという気持ちを支え、母親が自信をもって育児ができることを目指した支援

他の相互行為	ラッチオンが有効か否かは、助産師の判断だけでなく、母親の感覚を尋ねることにより、教示した

資 料

事例6　産褥2日目　初対面

申し送りの情報		母親：30代前半、両乳頭短めで乳頭保護器使用、児は黄疸値上昇でミルク補足を開始していた
		助産師：50代前半、経験年数32年
授乳支援前の考え		授乳支援前は、明るい方という印象から、いろんなことを話しても大丈夫かなと考えた。新生児と接するところをみながら関わることを考えていた。
観察内容	母の行為（児の様子）	①夫が手伝おうとすると《自分で出来ないと::》と断る③吸いだした::痛い,痛い,ちょっと浅いかな?::先っちょだけじゃなく全体的に吸わせた方がいいんですよね?⑤そっちじゃない.⑦でも,もっと,一回離した方がいいですかね?⑨昨日、格闘しまくった⑪来た、来た、来た、来た、痛い!⑬＝いい気がする.しっかり加えているし:::
	助産師の行為	②いつもやっているように、まずはやってみましょうか:::《近くに座る》④＝そう,そうそう.ママ,よくわかっている.《手を出さず》⑥それ!いけ:::⑧《母親に近づいて、左側に座る》ママね、上手くいっている時とそうでない時がすごく良くわかっているから:::⑩要点を説明しながら一緒に行う⑫適切なラッチオンを説明
インタビュー内容	助産師の行為の意図	児の扱いを怖がらずに行っていること、明るい、適切なラッチオンとそうでないラッチオンの違いが分かっているので、適切ではない時に再度やり直すことだけ伝えることで直接授乳ができるようになると判断していた。
	助産師の思い	直接母乳をあげたいという気持ちに沿う母親が退院後困らないように支援したいと考えていた。
相互行為		自立した授乳を目指している母親に助産師は母親のやり方を近くで観察し、母親の介助の必要時のタイミングを「ね」「な」「か」で判断し、肯定的評価を繰り返すことで、母親の昨日の体験を表出させ、母親にラッチオンの感覚を尋ね、母親が感覚を表出し、直接授乳を成功させるという相互行為が示された。
必要としている支援		自立した授乳を目指し、母親の直接母乳の意向を支える支援
他の相互行為		ラッチオンが有効か否かは、助産師の判断だけでなく、母親の感覚を尋ねることにより、教示した

事例7　産褥1日目　外来での関わり有

申し送りの情報		母親：20代前半、幼少から近所の子どもの世話の経験あり、授乳前に両乳頭痛訴えた、申し送りでは手技が自己流と報告されていた
		助産師：40代前半、経験年数10年
授乳支援前の考え		授乳支援前は、妊娠中（外来で）の若くて素っ気ない感じを受け、少し（母親になれるか）心配していた。乳頭痛があるためラッチオンの修正が必要ではないかと考えていた。母親が行うところを見てから具体的な支援をしようと考えていた。
観察内容	母の行為（児の様子）	②一回吸ったら離さないんだよね:::⑤［吸いたいときは自分で［来る感じ.⑧＝《とうなずく》⑩＝はい.《うなずく》（中略）⑫＝全然大丈夫です.出てんのかな？⑬くしゃみについて質問する
	助産師の行為	①《指を添えて児の口元を確認している》乳輪が見えていて、児の口唇がやや内向き、音はしていない③ああそうか:::④＝乳輪の周りのここ（指を指して）まで、口がいくといいんだけど、でも、すごいね。⑦［うん、うん［自分で来る？⑨下の顎がおっぱいにしっかりくっつく感じ—鼻もおっぱいにくっつく感じで:::（中略）⑪痛くないですか？
インタビュー内容	助産師の行為の意図	有効吸着出来ていないと思ったが、今回は母親のやり方を見せてもらって、次回以降、徐々に関わろうと考えていた。また、母親Nが児を名前で呼んだり、声のかけ方などから、（児に対する）愛情があると判断していた。ケアの評価については、一回の授乳では評価せず、次回以降の状況で判断することを考えていた。
	助産師の思い	母親の意向に沿った関わりをしたいと考えていた。
相互行為		有効吸着できていない（ラッチオンの修正）を判断していたが、母親の児の状況を踏まえた発話を反復して受けとめ直接的な介入はせず、吸啜の感覚を尋ね、返答するという実践が示された。（必要としている支援に関しては、この場面だけではケアの評価が判断できず）
必要としている支援		授乳手技よりも母子の関係性を重視しする支援
他の相互行為		

162

資　料

事例8　産褥2日目　初対面

申し送りの情報	母親：20代後半、妊娠中から乳汁分泌が少ない（友人と比べ）ことの不安の訴えあり、扁平乳頭で乳頭保護器を使用している当日の朝は乳房緊満感に喜んでいた
	助産師：30代後半、経験年数7年
授乳支援前の考え	自分にマイナスのイメージ、自信がないのではないかと判断していた。そこで、本人が自分の体の変化に気づけるように関わること、授乳が一人で出来ているか確認し、出来ているところはみとめて自信につなげていくことを考えていた。
観察内容	母の行為（児の様子）	②早朝の体熱感について語る④う::ん⑥もう,吸ってくれるだけでもうれしい.⑧ [うん.[うん⑨＝出ないから:おなか空いているんだな::と思って,それで泣きやまないと (0.5) ちょっと (.) 悲し [い (っていうか) ⑫ [ｺう::ん ｺ,⑭小刻みにうなずきながら聞く⑯ [《深くうなずく》⑱＝う::ん．《笑顔》
	助産師の行為	①気になることはないか尋ねる③〉 そうそう 〈,おっぱいがね::張ってきたからね [::と⑤ 〈ｺこれからいっぱい出るように [なるからねｺ::〉 ⑦＝う::ん．(.) 今度ね,\量になってくるからね\↑ [hhhこれからね↑ [hhh⑩ [悲しくなっちゃう？ ⑪＝ 〈まだね [::きょうで2日だから〉 hhh,ね↑．⑬現在の母乳の分泌は正常であること、今後の見通しを説明⑮ゆっくりと (.) h [hhh,飲ませていきましょう．⑰＝〉 こっち (右乳房) 出るようになってきたもんね 〈::少しね::
インタビュー内容	助産師の行為の意図	乳頭保護器を使用して有効吸啜出来ている、本人から「右は保護器を外して吸啜できた」という情報ありから、出来ているところを伝える、頻回授乳をして乳汁分泌が増加すれば母乳を飲める量が増えるのではないかと判断していた。
	助産師の思い	母親が自信をもって育児をできることを目指している。母親の意向に沿って関わった。
相互行為	母親の発話を待って、助言を与えた母親は現在のことを語っているのに対し、助産師は未来（今後を予測）のことを語る（笑いを交えて）ことにより、母乳分泌が増していることを実感し、母親が笑顔で反応するという相互行為が示された。（必要としている支援に関しては、この場面だけではケアの評価が判断できず）
必要としている支援	母乳分泌に不安を抱く母親が自分の変化に気づき希望をもつことに向けた支援
他の相互行為	ラッチオンが有効か否かは、助産師の判断だけでなく、母親の感覚を尋ねることにより、教示した

事例9　産褥2日目　初対面

申し送りの情報		母親：20代後半、血圧高め（夜間児預かり）、児の体重減少率－7%、乳房緊満あり、乳汁分泌良好、血泡あり乳頭保護器使用しているがラッチオンについては曖昧である）
		助産師：60代後半、経験年数40年
前の授乳支援の考え		吸啜状況が良いか悪いか曖昧であること、ラウンド時に乳房所見を確認し、ラッチオンの確認、授乳姿勢の確認、新生児の排泄状態を確認したうえでミルク補足の検討することを考えていた。
観察内容	母の行為（児の様子）	②児を左乳房の近くに引き寄せる④［ああ::［体ごと？(.)［はい⑥［うんhhh〈中略〉⑫［上手く支えて:::
	助産師の行為	①結構：ママ,上手だね::お伝えすることはあまりないかな::《と児の体を支える》③お顔だけちょっと、横向きの感じがするので、［ママのおへそ、［赤ちゃんのおへそが向かい合う感じに,抱くといいかな¿［::うん］⑤せっかくだから、このクッションを動かすか,みたいな［:::,よし!はい〈中略〉!⑪ね::そしたら,クッションでも何でもいいから,枕でも［::⑬＝そうそう.
インタビュー内容	助産師の行為の意図	児の顎が下向きになっていたので、血泡があることも踏まえて、それを修正する必要があると判断し、支援した。乳頭保護器を使用して有効吸啜出来ていると判断していた。
	助産師の思い	母親の年齢から接し方が威圧的にならないようにまた、母親の意向を大切にした支援をしたいと考えていた。
相互行為		若い母親が助言を受け入れやすいように、「かな」など表現を工夫し、アドバイスも最後まで語らず、途中で文章を終了し、母親に引き継いで、母親が語る相互行為が示された。
必要としている支援		母親に見合った方法で助産師の助言を受ける支援
他の相互行為		児の反応を母親が読み取る技術を習得すること（相互行為）助産師が母に情報を与え母親の反応を待っていた

資料

事例10　産褥1日目　初対面

申し送りの情報	30代前半、児2560g、乳房緊満なし、乳汁分泌良好である）	
	助産師：30代前半、経験年数10年	
授乳支援前の考え	母親の児への関わり方を観察して支援の方法を変化させていた。	
観察内容	母の行為（児の様子）	【場面1】②［お腹とお腹::《児の体勢をつくる（中略）④《乳輪部に視線を移す》あ,ほんとだ::.結構入ってますね．[↑じゃあ,黒いのが見えなくなる［くらいまで．（中略）⑥結構ぐっと［押して［いいんですね::［に［お:なるほど:	【場面2】②ああ,［《背筋を伸ばす》疲れちゃうの¿④［うん,うん［うん,うん．⑥あ,ありがとうございます⑧やぁ:今までで一番吸いやすそうです．
	助産師の行為	①［お腹とお腹が［向き合う感じ::［そう,そう,そう③《左手で児の後頭部を母親の右手の上からすら支え、右手で乳房を支えて児を乳房に含ませる》°よ::いっしょ::°《手を離し児の口唇部を指さす（中略）⑤=なんか::苦しそうかな（.）と思うけど,意外に大丈夫なんです．	①あとは::授乳の座ってのポイントとしては,赤ちゃんに自分が近づくと,《前屈みになる》［すごい,つらくなってくるんです．③=そう,そう,だから:自分がどしっと構えて,そこにクッションなり［::ここにタオルなり［::をやってあげると楽だと思う．⑤ここに::《サイドテーブルの脚に母親の左足をのせる》⑦児を覗き込む
インタビュー内容	助産師の行為の意図	場面1の状況を見て、理解が早いと判断した。（直接的な支援よりも）根拠も含めて丁寧に説明することによって、その後自分で考えて行えるのではないかと判断してた。	
	助産師の思い	母親の意向に沿った支援をしたいと考えていた	
相互行為	助産師は母親の特性をふまえ、自分を主語にして、前屈みの体勢がきついことを呈示し、母親は、助産師の助言を受けとめ、前屈みの姿勢から正しい姿勢に変化させていた。続いて助産師は具体的は方法を呈示し、母親は児が吸いやすそうと授乳姿勢を評価する相互行為が示された。	
必要としている支援	母親の特性をふまえて、自ら考えて育児を行うことに向けた支援（事例9と類似）	
他の相互行為	授乳において適切なラッチオンの感覚を修得すること（相互行為）ラッチオンに関しては、尋ねる前に母親が発話した	

著者プロフィール

和智 志げみ（わち しげみ）

山梨県出身
学歴：聖母女子短期大学卒業
北里大学大学院看護学研究科博士後期課程修了（看護学博士）
職歴：北里大学病院産科病棟で助産師として勤務
聖母大学看護学部助教、三重県立看護大学・北里大学看護学部講師を経て、2023年4月より昭和大学保健医療学部看護学科准教授

イラスト：村山 宇希
イラスト協力会社：株式会社ラポール イラスト事業部

「母親が必要としている支援」を成し遂げるための助産ケア技術
―産褥早期の授乳場面における助産師と母親との相互行為に関する分析から―

2025年2月15日　初版第1刷発行

著　者　和智 志げみ
発行者　瓜谷 綱延
発行所　株式会社文芸社
　　　　〒160-0022　東京都新宿区新宿1-10-1
　　　　　　　電話　03-5369-3060（代表）
　　　　　　　　　　03-5369-2299（販売）

印刷所　株式会社フクイン

©WACHI Shigemi 2025 Printed in Japan
乱丁本・落丁本はお手数ですが小社販売部宛にお送りください。
送料小社負担にてお取り替えいたします。
本書の一部、あるいは全部を無断で複写・複製・転載・放映、データ配信することは、法律で認められた場合を除き、著作権の侵害となります。
ISBN978-4-286-25713-6